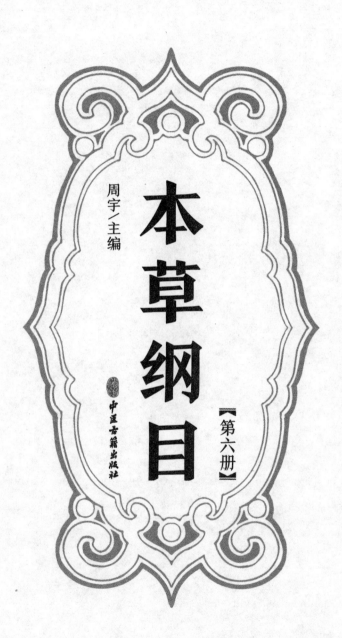

周宇／主编

本草纲目

【第六册】

中医古籍出版社

怀孕后期

1.鱼，补品中的"脑白金"

民间有谚语说"怀孕就要补，生个小老虎"，不过孕妇在孕期不同阶段的饮食还是要有所侧重。到了怀孕后期，也就是第28~40周，胎儿的肌肉、骨骼在继续发育，脑部发育结构、功能也在逐渐完善。这个阶段孕妇需要适量补充含钙、蛋白质和维生素较丰富的食物，如鱼、肉、蛋、肝等。下面就先为大家介绍一下鱼。

鱼类是最常见的食物之一，其营养价值非常高，其中含有优质蛋白质、不饱和脂肪酸、多种氨基酸、卵磷脂、维生素D、钙磷镁等矿物质，还有许多微量元素。孕期妈妈多吃鱼特别有利于胎儿的生长发育。

首先，鱼类里的DHA，又名二十二碳六烯酸，是人体合成大脑和视网膜的必须多不饱和脂肪酸，对胎儿的发育起着非常重要的作用。孕妈妈体内DHA的水平取决于亚麻酸的DHA含量，而鱼类大多富含DHA。海鱼类，特别是深海鱼虾类的DHA含量非常高，所以孕妈妈应该多吃海鱼虾，从而保证胎儿的需求量。如果孕妈妈不怎么喜欢吃鱼，也可以吃保健药补充剂。

其次，鱼类里含有丰富的完全蛋白质，鱼肉中含有大量的蛋白质。能补充胎儿中所需蛋白质，保证胎儿的发育生长。

另外，鱼类中的各类维生素含量都很高，无机盐类如磷、钙、铁等也非常丰富。

下面就为大家介绍几种常见的鱼。

（1）鲫鱼

富含蛋白质，少量脂肪，以及钙、磷、铁等多种微量元素，硫胺素、核黄素、烟酸、维生素B_{12}等。鱼油中还含有大量维生素A。鲫鱼油有利于心血管功能，还可降低血液黏度，促进血液循环。有益气健脾、利水消肿、

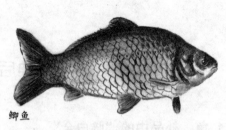

鲫鱼

清热解毒、通络下乳等功能。腹水患者用鲜鲫鱼与赤小豆共煮汤服食有疗效。用鲜活鲫鱼与猪蹄同煨，连汤食用，可治产妇少乳。

（2）鲤鱼

含丰富的蛋白质和多种游离氨基酸，有多种维生素，肌酸、磷酸肌酸、钙、磷、铁等多种微量元素。性味甘、平，有健脾开胃、利尿消肿、止咳平喘、安胎通乳、清热解毒等功能。鲤鱼与冬瓜、葱白煮汤服食，治肾炎水肿。鲤鱼留鳞去肠杂煨熟分服之，治黄疸。用活鲤鱼、猪蹄煲汤服食治产妇少乳。鲤鱼与川贝末少许煮汤服用，治咳嗽气喘。鲤鱼有"春桂夏鲤"之说，所以夏天的鲤鱼比较有营养。

（3）鲢鱼

性味甘、温。有温中益气、暖胃、健脑、滋润肌肤等功能，是温中补气养生食品。富含蛋白质、脂肪、钙、磷、铁等多种微量元素，硫胺素、维生素B_2等。

（4）青鱼

性味甘平。有补气养胃、化湿利水、祛风除烦等功能。其所含锌硒等微量元素有助于抗癌。含蛋白质、脂肪、钙、磷、铁等多种微量元素，桂花素、烟酸、维生素B_1等。

（5）鳜鱼

性味甘平，养血，补虚劳，益脾胃，对寒湿之症的人需加葱姜。含蛋白质、脂肪、钙、磷、铁、烟酸、维生素B_2等。

（6）带鱼

性味甘平，和中开胃，补虚泽肤，祛风杀虫。富含蛋白质，脂肪，

也含较多的钙、磷、铁、碘及维生素 B_1、维生素 B_2 和维生素 A 等。

除此之外，还有一些其他的鱼类也适宜孕妇食用，这里不再赘述。需要注意的是，大部分鱼都不宜多食，孕妇在食用的时候应该分清自己的体质和需求，适量食用。

2. 孕后期，黑木耳要适量吃

黑木耳是著名的山珍，其口感清滑，细腻软嫩，素有"素中之荤"的美称。中医认为，木耳性味甘、平，归胃、大肠经。具有益气、轻身、排毒等多种功效。它的营养价值很高，据现代营养学分析，木耳中的蛋白质含量比较高，脂肪含量非常少，还有较多的钙、磷、铁、维生素

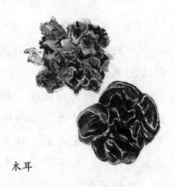

木耳

B_1、维生素 B_2、胡萝卜素等，特别适宜准妈妈食用，有补血凉血、补中益气的功效，还能美容养颜、润肺减肥，是一种非常好的天然食品。

木耳有几个非常重要的作用。

首先是补血。木耳的铁含量非常高，比动物肝脏都高出 7 倍多，常吃木耳能养血、补血，还能驻颜美容。

其次，木耳含有丰富的纤维素和特殊的木耳多糖，木耳胶质能把消化系统中的废物杂质黏附在一起，然后通过促进胃肠蠕动，促进肠道脂肪类食物的排泄，防止便秘，特别是对孕妈妈有防止便秘、排毒清肠的作用，对于现代空气中的粉尘、灰尘、杂质等也有集中吸附然后排出体外的作用。再加之木耳中的木耳多糖，有一定的防癌作用，能提高人体的免疫力。

此外，木耳有明显的抗血小板凝集的作用，能减少血液凝结，有血液清道夫的作用，对心血管有较好的保健作用。这是因为木耳含有丰富的维生素 K，能维持体内凝血因子的正常水平。

木耳的做法很多，作为主料或配料均可炒、烧、烩、炖、煮等，下面就为大家介绍几种木耳的做法。

（1）木耳羹

材料：木耳15～30克。

制法：湿水浸泡，洗净，以水煮烂后，加白糖适量服。

功效：本方有养阴止血、润肺止咳的功效。

（2）木耳炒茭白

材料：茭白250克，水发木耳100克，盐3克，味精、胡椒粉各1克，鲜汤20克，淀粉10克，泡辣椒碎5克，蒜片、姜片各10克，葱花15克。

制法：将茭白洗净，切成长4厘米的薄片；木耳洗净；将盐、胡椒粉、味精、鲜汤、淀粉勾兑成咸鲜茭汁；泡辣椒、葱分别切成马耳朵形；然后锅置火上，放油烧热，下泡辣椒碎、姜片、蒜片炒香，再放入茭白片、木耳炒至断生，放入葱花及咸鲜茭汁，待材料成熟收汁后，出锅装盘即成。

功效：本菜适宜高血压孕妇，有清肠降压等功效。

但需要注意的是，孕期的妈妈不宜多吃木耳，而且最好不要吃鲜木耳，因为它里面含有一种叫卟啉的特殊物质，容易引起日光性皮炎。木耳在浸泡过程中要换两三遍水，才能较好地洗走该物质。木耳不宜与田螺、萝卜等凉性蔬菜同食。

3.古方枸杞，进补佳品

枸杞，又名"天精""却老子""地骨子"等，其根、茎、叶、花、子都可入药。枸杞作为宁夏五宝之一，更是中医养生中的一宝，它有较好的保健功效，常服有养生延年的作用。《本草纲目》记载："枸杞，补肾生精，养肝……明目安神，令人长寿。"有滋肾补血、扶正固本、生精补髓、益气安神、强身健体、延缓衰老等功效，而枸杞子也是常用的营养滋补佳品，民间常将它用于治疗血虚。对于准妈妈来说，枸杞可做成辅料添加到食物里，也可作为平时泡茶用，有补益明目之功效，在各方面都有较好的平补功效。

我们都知道，枸杞尤为特殊的作用是能明目，在古方中养肝明目多用枸杞。诗人陆游在老年时就吃枸杞养生，并留下诗句"雪霁茅堂钟磬清，晨斋枸杞一杯羹"，枸杞本身含有的胡萝卜素可在人体内转换成维生素A，是构成视网膜的重要组成部分之一，这从现代医学角度证明了枸杞明目的根本原因。

现代医学进一步表明，枸杞中含有丰富的维生素和矿物质，功效颇多。其中枸杞中的维生素C含量比橙子高，β-胡萝卜素含量比胡萝卜高，铁含量比牛排还高。它含有胡萝卜素、甜菜碱、维生素A、维生素B₁、维生素B₂、维生素C和钙、磷、铁等，具有增加白细胞活性、促进肝细胞新生的药理作用，还可降血压、降血糖、血脂。枸杞子可以增强人体的造血功能，能促进免疫功能，增强抗病能力，尤其对于肝肾有保护作用。

枸杞作为药食两用的进补佳品，食用方法有很多，而且适宜常年服用，常见的是作为泡茶、泡酒、蒸煮、熬汤的辅料。下面介绍一款美味的枸杞炖银耳。

材料：枸杞25克，水发银耳150克，冰糖25克，白糖50克。

制法：将银耳洗净入温水中涨发1个小时，除去杂质泡入清水中；汤锅置旺火中添水烧沸，放入冰糖、白糖烧沸后撇去浮沫，待糖汁清白时将银耳、枸杞放入锅里炖至银耳有胶质时，倒入大汤碗内即可。

功效：此菜可排毒养颜，清肝润肺，明目解渴，润而滋补，可口生津。

当然，枸杞也不宜过量，而且枸杞不是所有情况下都适宜食用。一般来说，健康的成年人每天吃20克左右的枸杞比较合适。如果想起到治疗的效果，每天最好吃30克左右。由于它温热身体的效果相当强，正在感冒发烧、身体有炎症、腹泻的人最好不要吃。枸杞一般不宜和过多性温热的补品如桂圆、红参共食，可以跟大枣共食。而且女性吃枸杞要适量，过量易引起月经异常。

第二节

保胎护胎，天然本草不伤身

阿胶补血安胎，母子平安

阿胶是用马科动物驴的皮经煎熬、浓缩而成的固体胶，也有用牛皮、猪皮、马皮等熬制的。阿胶流传至今经历了历史的锻造，它的名字最早见于两千多年前的《神农本草经》，而它的生产工艺也日渐精进，它的品质不仅跟取材有关，也跟工艺有密不可分的关系。由早期的木柴直火提取，到煤炭直火提取，再到后来的蒸馏加压提取，每一次革新都是阿胶质量的一次提高，提取胶液质量的好坏以及提取过程中胶原蛋白质的水解程度都直接影响着阿胶制剂的应用、临床疗效和一些药效功能。现在的阿胶以成色均匀、质硬而脆、半透明棕色、有光泽、无腥气者为上品。而且阿胶以陈年的好，新阿胶有火气。

中医认为，阿胶性味甘平，归肺、肝、肾经。有补血、止血、滋阴、润燥、安胎等功效。对于血虚、阴虚的体质均有较好的功效。而阿胶对于准妈妈来说，正是补血安胎的良药，也能起到滋补母体的作用。阿胶是传统的补血保胎药品，同时也是女性最钟爱的美容养颜佳品。阿胶性味温和，可以长期服用，适合产妇虚弱的身体，自古以来就被广泛用于妊娠期胎动不安、先兆流产、习惯性流产等症状。此外，孕前食用阿胶，还可滋阴补血调经，营造健康的受孕环境。民间有一种说法，在怀孕前期进补阿胶，主要作用是能暖宫，为宝宝营造一个良好的基础环境。若要在孕中服用，则要谨慎控制食用量。

现在市场上，为了便于服用，有阿胶浆、阿胶片、阿胶颗粒等，方便大家服用。但我们自己也可以做一些阿胶食品，下面就为大家介绍几种。

1.阿胶粥

材料：阿胶10克，大米100克，红砂糖适量。

制法：将阿胶捣碎备用。先取大米淘净，放入锅中，加清水适量，煮为稀粥，待熟时，调入捣碎的阿胶、红糖煮为稀粥服食，每日1～2剂。

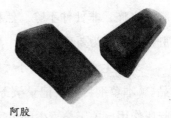

阿胶

功效：此粥可养血止血，固冲安胎，养阴润肺。适用于虚劳咳嗽、久咳咯血、吐血、鼻衄、大便出血，妇女月经过多、漏下不止或崩中，孕妇胎动不安，先兆流产及各种失血性贫血，缺铁性贫血等症。

2.阿胶鸡蛋汤

材料：阿胶10克，鸡蛋1个，食盐适量。

制法：将阿胶用水1碗烊化，鸡蛋调匀后加入阿胶水中煮成蛋花，加适量食盐调味服即成。每日1～2次，早餐前服用更佳。

功效：此汤可补血、滋阴、安胎。适用于阴血不足所致的胎动不安、烦躁等。

杜仲寄生鸡汤，安胎强筋骨

对孕期女性而言，保胎护胎是其主要职责。除了必要的身体锻炼及生活起居宜忌外，饮食的选取也至关重要。从安胎、强壮身体的角度讲，为大家推荐杜仲和桑寄生两种本草食材。

杜仲原产于我国，至今已有两千年的栽培历史。杜仲入药首见于《神农本草经》，且列为上品，称为"思仙"。李时珍称之为"木绵"，因其皮中有银丝如绵，折之不断，故还有"丝连皮"之别名。另外，由于它的药用价值高、用途广，也被誉为"植物黄金"。

中医认为杜仲性温，味甘、辛，能补肝肾，强筋骨，安胎止血，降血压，抗动脉硬化。《本草汇言》总结其功效为："凡下焦之虚，非杜仲不补；凡下焦之湿，非杜仲不利；凡足胫之酸，非杜仲不去；凡腰膝之痛，非杜仲不除。然杜仲色紫而燥，质绵而韧，气温可补，补肝益肾，诚为要药。"

桑寄生入药也始载于《神农本草经》，名"桑上寄生"，列入上品。《本草纲目》中记录桑寄生"苦、平、无毒。"现代医学证明它有降压作用。关于桑寄生的名字，还有一个小故事。

古时候，有个财主的儿子患风湿病多年，每逢阴湿寒冷天气便腰膝酸痛，行动困难。财主听闻南山上有一个郎中会治风湿病，便派长工前去求医。但财主儿子经此郎中诊治多次，效果不佳。

又到一年冬天，财主儿子的风湿痛日见加重，长工又被派去请那个郎中。这天，北风呼号，冰雪封山，行走十分困难，长工走了不远已气喘吁吁，就在一棵老桑树旁的山洞里歇息。想来路还遥远，长工正在发愁，抬头忽见那棵老桑树上缠绕的小枝条，很像前几次买回来的草药，何不掐几根带回去给财主的儿子当药治病呢？反正他们也不认识。哪知财主儿子吃这枝条后十多天，病居然好了起来。财主前去答谢郎中，郎中莫名其妙，仔细询问长工后才知原委。郎中便采了些

寄生在桑树上的枝条回去，试之，果
然有效，遂取名为"桑寄生"。

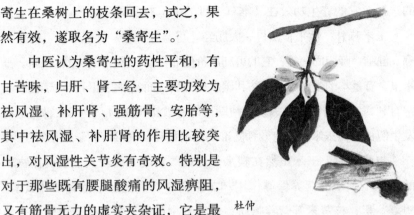

杜仲

中医认为桑寄生的药性平和，有
甘苦味，归肝、肾二经，主要功效为
祛风湿、补肝肾、强筋骨、安胎等，
其中祛风湿、补肝肾的作用比较突
出，对风湿性关节炎有奇效。特别是
对于那些既有腰腿酸痛的风湿痹阻，
又有筋骨无力的虚实夹杂证，它是最
为理想的药物。另外，桑寄生还是常用的安胎药物，这与它补肝肾、
固冲任的功效密不可分。

下面就为大家介绍这款集杜仲与桑寄生两味安胎药为一体的经典
药膳——杜仲寄生鸡汤。

材料：炒杜仲50克，鸡腿1只，桑寄生25克，盐1小匙。

制法：将鸡腿剁成块，放入沸水焯烫后捞起洗净；将鸡肉、炒杜
仲、桑寄生一道盛入煮锅里，加水至浸没其中所有材料为宜，以大火
煮开，转小火继续煮25分钟，加食盐调味即可食用。

功效：这款药膳里，炒杜仲、桑寄生都具有补肝肾、强筋骨、安胎
的功效，能疏通经络、调节肝肾经脉，改善肾虚腰疼、筋骨软弱乏力、
怀孕出血、胎动不安等异常现象，并能活化身体免疫功能，调降高血压。

此汤适宜孕妇胎动、出血，以及肝肾虚弱、体能不足的人，但火
气大，消化不良、胀气、腹泻者慎食。

玉米是胎儿大脑发育的黄金

在准妈妈们护养腹中胎儿的时候，不能忽略胎儿大脑发育的营
养。与其他补益品相比，本草饮食更加天然无害。其中，玉米是很好

的选择。它的养生功效在《本草纲目》中也有所提及。

玉米味甘，性平，归胃、大肠经。可益肺宁心、健脾开胃、抗痛防癌、健脑、降胆固醇等，它的可利用价值非常高，提供的能量也很高。玉米里含有基本的蛋白质、脂肪和碳水化合物，而其中的粗纤维对于健康非常有利，它能增强胃肠蠕动，帮助机体有效排出废物。孕期准妈妈容易发生便秘，而玉米可以有效预防准妈妈的便秘，间接有利于胎儿的健康。

与此同时，玉米虽然在碳水化合物等供能方面较其他主食作物较低，但是玉米的营养保健作用却非常高。特别是玉米特有的叶黄素、胡萝卜素、核黄素等营养物质，黄玉米中的维生素A含量比较多，核黄素和氨基酸都能促进胎儿的发育，叶黄素、玉米黄质有助于眼睛健康，给胎儿眼部发育提供足够的营养。上述这些维生素都有助于胎儿形成脑细胞，对于成人来说也有利于释放出脑部的能量。

此外，玉米中的维生素含量为其他主食的5倍以上，微量元素硒含量也比较高，硒为生命元素。玉米中还含有大量镁，镁可加强肠壁蠕动，促进机体废物的排泄。而且镁对于孕期妈妈能起到安抚情绪、镇定的作用。同时镁在胎儿生长发育期也不可或缺，胎儿的大脑发育，酶系统发挥作用等都需要镁的参与。玉米中的钙含量也颇高，经测定，每100克玉米能提供近300毫克的钙，也有利于胎儿的骨骼发育。玉米中含有天然的维生素E，能促进胎儿的生长发育，还能清除准妈妈体内自由基，降低血中胆固醇，为母体健康有良好的贡献。

最后，玉米中含有丰富的不饱和脂肪酸，特别是亚油酸，亚油酸是人体必需脂肪酸，所以，和胎儿生长发育有密切关系。同时，玉米中还有一种非常重要的因子——谷胱甘肽，有抗癌延缓衰老之效。还有一种胎儿无法自己合成必须靠母体供应的氨基酸——谷氨酸，也是玉米中含量极高的，特别是当胎儿出生后，在婴幼儿期还需继续补充，谷氨酸有较好的健脑效果。需要注意的是，加工时加些小苏打（碱性物质）才能使谷氨酸被消化吸收。

下面就为大家推荐几种玉米美食。

1. 排骨玉米汤

材料：排骨500克，玉米3条，水8～10杯，盐1/3大匙，味精1/3大匙，香油适量。

制法：先将排骨洗净后用热水汆烫去血水，再捞起洗净沥干备用；玉米洗净切段备用；然后将所有材料及调味料一起放入内锅，加热煮沸后改中火煮5～8分钟，加盖后熄火，放入焖烧锅中，焖约2小时即可打开盛起食用。

功效：此汤不仅能补充蛋白质、铁，而且有丰富的膳食纤维，荤素搭配，做法简单，营养美味。

2. 玉米茶

材料：玉米30克，玉米须15克。

制法：将上述材料加水适量，煎汤代茶饮。

功效：此茶能防止准妈妈在孕期引起的水肿，而且还有调养肠胃的功效。

需要注意的是，脾胃虚寒者食用玉米后易腹泻，应慎食。

牡蛎美食，高蛋白的来源

牡蛎早在公元前就被人类所利用，不仅用于食用，也用于养殖珍珠。在食用方面，牡蛎鲜美多汁的口味深受很多国家的欢迎，可生食也可熟食。而随着科技的发展，当人们揭开包裹珍珠的面纱时，却发现珍珠的营养价值也极为丰富，甚至可以与陆地上的牛奶相媲美。所以，牡蛎又有"海底牛奶"的美誉。

中国古代的多个医学著作里也都涉及牡蛎，认为其性味咸、微

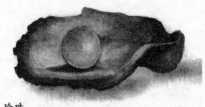

珍珠

寒，归肝、胆、肾经。《本草纲目》里说它："化痰软坚，清热除湿，止心脾气痛，痢下，赤白浊，消疝瘕积块，瘿疾结核。"《现代实用中药》里则说它："为制酸剂，有和胃镇痛作用，治胃酸过多，身体虚弱，盗汗及心悸动惕。对于怀孕妇及小儿钙质缺乏与肺结核等有效。"总的来说，中医认为牡蛎有镇静、收敛、解毒、镇痛等作用，是一味养阴的良药。

而现今，通过对牡蛎成分的分析，牡蛎作为高营养价值的食物更需要我们重视。因为对于孕期妈妈来说，保证胎儿和自己的营养全面是最基本的需求。牡蛎就可以在一定程度上满足这个需求。牡蛎中含有多种维生素、矿物质、微量元素。其中，有几种对于胎儿的生长发育尤为重要。

首先是牛磺酸，它能促进神经系统生长发育、细胞增殖分化，特别是在脑神经发育中起着非常重要的作用。而且它与视网膜的发育形成也有极大关系，还与体内各种代谢循环有着密切联系。所以，孕期的妈妈更需要补充这些元素来防止胎儿早期营养缺乏。

其次，牡蛎中含有极高量的锌，含量为食物中之冠。锌是人体必需的微量元素之一，而锌在早期对胎儿的作用也极为重要，锌是构成核酸和蛋白质所必需的营养素，也是人脑中含量最高的一种金属离子，在与记忆力、情绪及语言相关的大脑皮层边缘部海马区中的浓度较高，能保护脑内酶系统。缺锌会使脑发育出现不可逆的损伤。所以，孕期妈妈为了能让胎儿得到足够的锌，需要增加锌的摄入量。

同时，牡蛎中还含有亮氨酸、精氨酸、瓜氨酸，为蛋白质含量最高的海洋物种之一，丰富的蛋白质也对胎儿组织发育、器官形成有着非常重要的作用。牡蛎中还有一些维生素A、B族维生素、维生素D、钙、磷、铜、锰等，还有谷胱甘肽及其他几种必需氨基酸，它全面的营养堪比牛奶。

下面就为大家介绍几款牡蛎美食。

1.牡蛎粥

材料：鲜牡蛎肉100克，糯米100克，大蒜末50克，猪五花肉50克，料酒10克，葱头末25克，胡椒粉1.5克，精盐10克，熟猪油2.5克，清水1500克。

制法：将糯米淘洗干净备用，鲜牡蛎肉清洗干净，猪五花肉切成细丝；糯米下锅，加清水烧开，待米煮至开花时，加入猪肉、牡蛎肉、料酒、精盐、熟猪油，一同煮成粥，然后加入大蒜末、葱头末、胡椒粉调匀，即可食用。

功效：此粥口味鲜美，营养丰富，可补锌养胃。

2.牡蛎汤

材料：鱼牡蛎300克，豆腐1块，酸菜50克，姜4片，九层塔10克，盐、米酒各1小匙，胡椒粉1/4小匙。

制法：将牡蛎放入盐水中泡15分钟，捞出，冲净；酸菜洗净，姜去皮，均切丝；豆腐洗净，沥干，切小块；九层塔洗净，摘下叶片备用；锅中倒入半锅水烧开，放入豆腐块和姜丝煮熟，加入牡蛎、酸菜煮熟，最后加调味料调匀，撒上九层塔叶即可。

功效：此汤味道鲜美，开胃，富含多种营养，可补锌补钙。

但是，要特别注意，虚而有寒者忌食牡蛎。牡蛎恶麻黄、吴茱萸、辛夷，所以也不宜多吃，多吃容易引起积食和便秘。孕妈妈食用牡蛎时注意一定要食用熟的，生牡蛎中容易含有病菌。

白术参苓鸡：安胎养胃益气

孕期女性如果胃口不好，不想吃东西，营养就跟不上，人的精气神也会变差。这样一来，胎儿的健康状态肯定会受到影响。本草药膳能帮助你解决这方面的困扰。主要需要运用的材料是白术。

　　白术又名山蓟、山芥、大蓟、山姜、山精、山连、冬白术等，为菊科植物白术的干燥根茎。早在公元11世纪，白术就已被用于治病，素有"道地药材"之称。

　　中医认为，白术味苦，性温，归脾、胃经，具有健脾养胃、燥湿利水、止汗的功效。适用于脾虚食少、腹胀泄泻、痰饮眩悸等症。而据《本草纲目》的相关记载，白术有安胎的功效。妊娠足肿、食欲缺乏、面色萎黄等脾虚气弱、胎动不安者，可用本品健脾益气而安胎。现代医学研究表明，白术安胎的功效与其抑制子宫收缩作用有关。白术的醇提取物与石油醚提取物对未孕小鼠离体子宫的自发性收缩，以及对催产素、益母草引起的子宫兴奋性收缩均呈现显著的抑制作用，并随药物浓度增加而抑制作用增强，存在量效关系。白术醇提取物还能完全拮抗催产素对豚鼠在体怀孕子宫的紧张性收缩。白术醇提取液对离体子宫抑制作用较强，而水提取液抑制作用较弱。

　　白术可单独使用，也能与其他药材配伍以增强功效。补脾胃时可与党参、甘草等配伍，可与枳壳等同用消痞除胀，可与陈皮、茯苓等同用健脾燥湿止泻。

　　这里就为大家介绍一款养胃益气的白术参苓鸡。

　　材料：白术10克，茯苓10克，母鸡1只，人参粉5克，料酒、葱、生姜、食盐、味精各适量。

　　制法：将白术、茯苓装入纱布袋；母鸡剁块，入沸水中去除血水，捞出去浮沫；将鸡块与药袋放入砂锅中，加清水、料酒、葱、生姜、食盐及人参粉，烧开后用小火炖至鸡肉熟烂，拣去葱、生姜及药袋，加入味精即成。

　　功效：此菜可养胃、健脾、益气，适用于食欲不振、消化不良、慢性胃肠炎等症。

　　需要注意的是，阴虚燥渴、气滞胀闷者忌服白术。

"水果皇后"帮准妈妈保胎

从孕期营养补充的角度考虑，水果是不可或缺的。但也并非所有的水果都适宜。

葡萄别名蒲桃、蒲萄，是一种栽培价值很高的果树，它营养丰富，被誉为"水果皇后"，在全世界的果品生产中，它的产量和栽培面积一直居于首位。葡萄原产自西亚，据说是汉朝张骞出使西域时由中亚经丝绸之路带入我国的，栽培历史已有2000年之久。葡萄是水果中的珍品，含碳水化合物、矿物质、维生素等多种物质，不但营养丰富，而且用途广泛，既可鲜食又可加工成各种产品，如葡萄酒、葡萄汁、葡萄干等。

中医认为，葡萄性平、味甘酸；多吃葡萄，有补气、养血、强肾的作用。《神农本草经》记载，葡萄"主筋骨湿痹，益气倍力强志，令人肥健，耐饥忍风寒，久食轻身不老延年，可作酒"。很多医典均称其主治气血虚弱、肺虚咳嗽、心悸盗汗、风湿痹痛、淋症、水肿等症，也可用于脾虚气弱、气短乏力、水肿、小便不利等病症的辅助治疗。

现代药理学则表明，葡萄含有蛋白质、脂肪、碳水化合物、葡萄糖、果糖、蔗糖及铁、钙、磷、钾、硼、胡萝卜素、维生素B_1、维生素B_2、烟酸、维生素C、酒石酸、草酸、柠檬酸、苹果酸等营养成分，营养极其丰富。

首先，葡萄果实中葡萄糖、有机酸、氨基酸、维生素的含量很丰富，可以补益和兴奋大脑神经，对治疗神经衰弱和消除过度疲劳有一定效果。

其次，研究发现，葡萄能比阿司匹林更好地阻止血栓形成，并且能降低人体血清中的胆固醇水平，降低血小板的凝聚力。对预防心脑血管病有一定作用。另外，葡萄中含的类黄酮也是一种强力抗氧化剂，可抗衰老，并可清除体内自由基。

最后，葡萄能健脾胃，对人体裨益甚大，它是消化能力较弱者的理想果品。葡萄皮中含有一种有益的抗癌物质，可以防止健康细胞癌变，并能防止癌细胞扩散，而且葡萄汁可以帮助器官移植手术患者减少排异反应，促进早日康复。

葡萄作为水果可单独食用。其实，它也可以与其他食物搭配，下面就为大家介绍一款葡萄与鸡蛋搭配的美食。

材料：葡萄250克，鸡蛋3个，花生油500克，面粉、干淀粉、白糖各适量。

制法：将葡萄洗净，用开水略烫后取出，剥皮去核，沾上面粉；将鸡蛋打入碗内，搅打成蛋糊，再加入干淀粉拌匀；然后锅置于火上，倒入花生油烧至五成热，将葡萄挂蛋白糊后放入油锅内炸，至浅黄色时倒入漏勺沥油；取净锅放火上，加入清水适量，放入白糖，炒至糖变色能拉出丝时倒入炸好的葡萄，挂匀糖浆，起锅装入抹上一层麻油的盘内，配凉开水食用。

功效：此品可补充人体所需的多种营养，可强身健体、滋补气血。

吃完葡萄不能立刻喝水。否则，不到一刻钟就会腹泻。因为葡萄本身有通便润肠之功效，吃完葡萄立即喝水，胃还来不及消化吸收，水就将胃酸冲淡了，葡萄与水、胃酸急剧氧化、发酵，加速了肠道的蠕动，就产生了腹泻。不过，这种腹泻不是细菌引起的，泻完后会不治而愈。

吃完葡萄不能立刻喝牛奶。葡萄里含有维生素C，而牛奶里的元素会和葡萄里含有的维生素C发生反应，对胃很有伤害，两样同时服用会拉肚子，重者会呕吐。所以刚吃完葡萄不可以喝牛奶。建议最好吃完葡萄过30分钟再喝牛奶。

吃葡萄不宜过量。由于葡萄的含糖很高，所以糖尿病人应特别注意忌食葡萄。而孕妇在孕期要提防糖尿病，因此孕妇食用葡萄应适量。在食用葡萄后应间隔4小时再吃水产品为宜，以免葡萄中的鞣酸与水产品中的钙质形成难以吸收的物质，影响身体健康。

葡萄清洗要干净彻底。如果有喜欢吃葡萄的孕妇，记得清洗葡萄一定要干净彻底，葡萄表皮可能会有残留的污物。而食用葡萄的过程中难免会接触到葡萄皮。所以食用卫生千万不能忘记。

吃栗子，孕期身体更结实

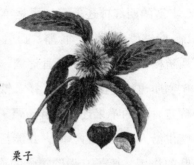

栗子

栗子就是我们常说的板栗，又称毛栗、瑰栗、风栗等，为壳斗科木本植物栗树的种仁。栗子在中国有着悠久的历史，西汉司马迁在《史记》的《货殖列传》中就有关于栗子的明确记载"燕，秦千树栗……此其人皆与千户侯等"。栗子也是我国的特产，素有"干果之王"的美誉，在国外，它被称为"人参果"。板栗对人体的滋补作用可与人参、黄芪、当归等媲美，故又被称为"肾之果"。

中医认为，栗子味甘，性温，无毒，入脾、胃、肾三经，其药用价值很高，南梁陶弘景说其能"益气，厚肠胃，补肾气"。《本草纲目》则称其可"治肾虚，腰脚无力""以袋盛生栗悬干。每日吃十余颗，次吃猪肾粥助之，久必强健"。栗子能补脾健肾、补肾强筋、活血止血，适用于脾胃虚寒引起的慢性腹泻，肾虚所致的腰酸膝软、腰肢不遂、小便频数以及金疮、折伤肿痛等症。就连苏东坡的弟弟苏子由也曾写诗称颂栗子的食疗功效："老去自添腰脚病，山翁旧传方。客来为说晨兴晚，三咽徐收白玉浆。"

现代医学通过分析栗子的营养成分后得出，栗子的主要成分是淀粉，但是含有丰富的蛋白质、脂肪、维生素等多种营养成分，特别是B族维生素含量丰富，是普通主食的4倍以上，其中维生素B_1，可促进大脑皮质；中脑、间脑与脑干中乙酰胆碱的转运及利用，促进周围神经的传导，对于胎儿脑部发育有非常重要的作用。而维生素B_2又称核黄素，为体内多种氧化酶不可缺少的辅基部分，参与机体核苷酸的代谢，为电子传递在细胞代谢呼吸反应中起调控作用，直接参与氧化还原反应。间接对人体细胞的繁殖起促进作用，红细胞的生成、糖原合成、脂肪酸代谢等均有活化作用。特别是对于孕期妈妈的身体代谢有重要作用。

其中还有一点需要提醒，鲜板栗所含的维生素C比公认含维生素C丰富的西红柿还要多，更是苹果的十多倍。栗子含有丰富的维生素C，能够维持牙齿、骨骼、血管肌肉的正常功用，可以预防和治疗骨质疏松、腰腿酸软、筋骨疼痛、乏力等，延缓人体衰老。栗子所含的矿物质也很全面，有钾、镁、铁、锌、锰等，尤其是含钾突出，比号称富含钾的苹果还高4倍。栗子是碳水化合物含量较高的干果品种，能供给人体较多的热能，并能帮助脂肪代谢，具有益气健脾、厚补胃肠的作用。栗子有强健腰骨的作用，也是由于栗子含有丰富的营养，热能丰富，健脾补血，提高免疫力，对于准妈妈来说尤其明显，特别有利于准妈妈骨盆的发育成熟，而且能壮骨补腰，对于前期准妈妈的身体素质有较好的补益作用。

对于孕期的妈妈，栗子还有除水肿、开胃健脾、缓和情绪等作用，特别是舒筋活血。对于孕期有腿脚麻木的人来说，生板栗为一味良药。板栗中含有丰富的钾元素，钾可以帮助平衡身体内的钠，如果身体内的钾元素太少，会造成身体内的钠钾平衡失调，多余的钠会把水分留住，造成细胞水肿。但是，如果身体摄取钾离子量足够多，钠离子就不会把多余的水分留住。所以，钾离子可帮助身体多余水分的代谢，消除水肿，对准妈妈经常出现的水肿症状有一定的帮助。此外，板栗中含有很多优质蛋白质，有利于提高母体免疫力，对于保护胎儿生长发育有重要意义。

这里为大家介绍几种与栗子有关的食疗方。

1.板栗粥

材料：栗子肉20~30克，大米（或糯米）100克。

制法：将上述材料同煮粥，用适量白糖调味食用。

功效：此粥可健脾养胃、强筋补肾。适用于腰酸背痛、下肢无力、脾虚泄泻等症。

2.板栗煲鸡

材料：鸡肉100克，生姜5克，枸杞10克，板栗15~20粒。

制法：先将整鸡剁成小块，选有骨肉100克，在开水中焯一下，放入汤锅内。再把枸杞、板栗、生姜依次放入锅中，倒入高汤适量。大火烧开后，文火再煲1小时。出锅时，调入精盐、味精、鸡精，即可食用。

功效：此汤对体乏气短、肾虚腰痛有较好的滋补疗效。

3.板栗核桃粥

材料：板栗、核桃仁各50克，大米100克，盐3克，鸡精1克。

制法：先将板栗剥壳后切粒，核桃仁切粒，大米淘洗干净，备用。锅置火上，注入适量清水，用大火烧开，下入淘净的大米，改用中火烧约10分钟。取紫砂锅，将汤锅里的大米倒入，用小火煲至米开花，然后加入板栗、核桃仁，再煲20分钟，调入盐、鸡精搅匀即可。

功效：此粥适用于妊娠初期，因体虚脾肾不足而导致的阴道下血、头晕耳鸣、小便频繁等。但应注意一次不宜多吃，否则易伤脾胃。

海带补碘，保证胎儿脑发育

海带，中医入药时将其称为"昆布"，为一种大型海藻类植物，是一种褐藻，生长在低温海水中。海带营养丰富，在民间有"长寿菜""海上之蔬"，"含碘冠军"等美称，而且其口味鲜美，深得大家喜爱。

中医认为，海带性寒；味咸，入胃、脾经，具有化痰软坚、滞热利尿的功效。《本草纲目》也说："海带可治瘿病（即甲状腺肿）与其他水肿症，有化痰、散结功能。"可治疗甲状腺肿、淋巴结肿大、饮食不下、水肿、高血压等症。

对于孕期的妈妈来说，建议每周应该吃 1～2 次海带，其中最重要的是为了摄取胎宝宝的神经系统及脑发育的必要原料——碘。碘是人体生成甲状腺素的主要原料，也是胎宝宝神经系统及脑发育的必要原料。女性围生期和孕早期碘缺乏均可增加新生儿将来发生克汀病的危险性。碘是人体必需的微量元素之一。碘缺乏会引起甲状腺素合成减少以及甲状腺功能减退，并因此影响母体和胎儿的新陈代谢，尤其是蛋白质合成。有研究显示，当孕妇围生期和孕早期碘摄入量低于 25 克，新生儿就可能出现以智力低下、聋哑、性发育滞后、运动技能障碍、语言能力下降以及其他生长发育障碍为特征的克汀病等。因此专家建议，由于孕前和孕早期对碘的需要相对较多，孕妇除摄入碘盐外，还建议至少每周摄入一次富含碘的海产食品，如紫菜、鱼、虾等。而海带作为富含碘的食品之一，更是孕妇每周补充碘的首选。

此外，海带还富含钙、磷、硒等多种人体必需的微量元素，其中钙含量是牛奶的 10 倍，含磷量比所有的蔬菜都高。海带还含有丰富的胡萝卜素、维生素 B_1 等维生素，有美发、防治肥胖症、高血压、水肿、动脉硬化等功效；同时，海带中还含有丰富的胶质，有清肠排毒的作用，特别能吸附肠内的有毒有害物质，加强胃肠蠕动。

海带有很多做法，但是海带性味寒凉，做时需要非常注意。特别是孕妇的饮食，烹调方法需要特别注意。

对于孕妇来说，烹饪时宜加些性热的姜汁、蒜蓉等，而且不宜放太多油。在用海带煮汤时需注意，海带要后放，不加锅盖，大火煮 5 分钟即可。炒海带前，最好先将洗净的鲜海带用开水焯一遍，这样炒出来的菜才更加脆嫩鲜美。而且在食用海带时要注意，烹制前用清水浸泡 2～3 个小时，中间换几次水，能降低海带中含有的重金属物质。

下面就为大家介绍一道美味的海带黄豆排骨汤。

材料：海带结75克，小排骨5小块，黄豆50克，姜3片，盐1匙。

制法：将海带结及黄豆洗净，浸水半小时后，沥出备用；将小排骨置于锅内，加清水6碗，煮5分钟后，再入海带结、黄豆、姜片，煮沸之后转小火，续煮30分钟，下盐调味即成。

功效：海带与黄豆、排骨共同食用，不仅有补充蛋白质的功效，还有丰富的维生素、矿物质，特别能提供足够的能量，对于孕妇来说，是非常好的一道补益食物。

需要注意的是，孕妇和乳母不宜多吃海带，因为海带中的碘可随血液循环进入胎儿体内，引起胎儿甲状腺功能障碍。再加之现在全球水质污染，海带中很可能含有有毒物质——砷，所以烹制前应先用清水浸泡2~3个小时，中间应换一两次水。但浸泡时间不要过长，最多不超过6小时，以免水溶性的营养物质损失过多。另外，吃海带后不要马上喝茶，也不要立刻吃酸涩的水果。

第三节
调养孕期不适，做健康准妈妈

孕期呕吐

1.陈皮绿豆沙，清凉止吐

影视剧中经常会有这样的情节：女主角时常想呕吐，然后意识到自己怀孕了。事实上，并不是所有女性在怀孕后都会呕吐，这只是常见的现象之一。女性怀孕后，还可能出现食欲不振、身体不舒服等情况，还有人容易疲劳、乏力、嗜睡，这些都是怀孕后可能出现的现象。

那么，如果是孕期容易呕吐的孕妇，该如何控制呕吐呢？下面就让我们详细了解一下。

妊娠呕吐是妊娠早期常见的症状之一，一般在受孕后40天出现。古代又称为"恶阻"，在《胎产心法》解释为："恶阻者，谓有胎气，恶心阻其饮食也"。由此可见，妊娠的主要现象是恶心、呕吐、厌食或食入就吐。妊娠呕吐现象是妊娠早期绒毛膜促性腺激素功能旺盛引起的，使胃酸分泌减少，胃蠕动减弱，自主神经功能减弱，交感神经系统兴奋而引发的一系列反应。呕吐是一种早孕反应，

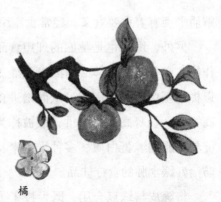

橘

也有轻重之分。轻微的恶心呕吐可以不必进行治疗，更不要禁食或少吃；重症呕吐则需要医生介入。主要有反复呕吐、厌食、偏食、失眠等症状。严重者会出现轻度脱水、电解质失调、体重减轻5%以上。

孕期的这个阶段，适当调整饮食至关重要。对于一些孕前喜欢吃刺激性食物，怀孕后反而食欲减退的孕妇，可以选择较为清凉的饮食，比如陈皮绿豆沙。

陈皮，又称橘皮、贵老、红皮等，为芸香科植物橘及其栽培变种的成熟果皮。因其果皮以陈者良，故名"陈皮"。

《本草纲目》记载，陈皮性温味辛、苦，入脾、胃、肺经。可理气健脾，调中，燥湿，化痰。主治脾胃气滞之脘腹胀满或疼痛、消化不良等症；也可用于脾虚饮食减少、消化不良，以及恶心呕吐等症，若胃寒呕吐，可与生姜同用；胃热呕吐，又可配伍竹茹、黄连等药同用。

绿豆不但具有良好的食用价值，还具有非常好的药用价值，其性味甘凉，有清热解毒之功。如遇有机磷农药中毒、铅中毒、酒精中毒（醉酒）等情况时，在去医院抢救前都可以先灌下一碗绿豆汤进行紧急处理。经常在有毒环境下工作或接触有毒物质的人应食用绿豆来解毒保健。夏天在高温环境工作的人出汗多，水分损失很大，体内的电解质平衡遭到破坏，此时绿豆汤是最理想的饮品，能够清暑益气、止渴利尿，不仅能补充水分，而且还能及时补充无机盐，对维持水液电

解质平衡有着重要意义。经常食用绿豆还可以补充营养，增强体力。

另外，绿豆也是孕妇的理想食品。绿豆中赖氨酸的含量高于其他作物，赖氨酸是人体必需的氨基酸。它是合成蛋白质的重要原料，可以提高蛋白质的利用率，从而增进食欲和消化功能。可促进发育、提高智力、长身高、增体重，故被称为营养氨基酸。此外，绿豆还富含淀粉、脂肪、蛋白质、多种维生素及锌、钙等矿物质，是孕妇补锌及防治妊娠水肿的食疗佳品。

将陈皮与绿豆合用，既发挥了陈皮止吐的功效，又为孕妇补充了充分的赖氨酸，加上其清凉的口感，成为缓解孕期呕吐的上佳之选。下面就为大家介绍一下这款陈皮绿豆沙的做法。

材料：一片陈皮，8杯水，200克绿豆，100克片糖，100克冰糖。

制法：将绿豆掠去杂质，筛去沙粒，清洗干净，然后浸泡20分钟；将陈皮浸软刮去瓤；放陈皮入八杯水内先煲滚，加入绿豆煮10分钟；改慢火煲至绿豆溶化（煲时有豆壳浮起，可用有孔的汤勺取出不要）；加入片糖，冰糖煲溶即成。

功效：此品可清热消暑，缓解孕期呕吐。

需要注意的是，陈皮性温燥，故舌红赤、唾液少，有实热者慎用，内热气虚、燥咳吐血者也应忌用；而绿豆性寒，脾胃虚寒、大便滑泄者忌食。

2.韭菜生姜汁，止吐补虚

妊娠呕吐的孕妇常常无法正常饮食，但由于怀孕初期必须保证营养的供给，所以孕妇最好能少食多餐。孕妇由于在呕吐期肠胃功能下降，油腻食物都不宜吃，宜吃清淡易消化且质地较软的食物。特别是要忌辛辣食物，因为辛辣食物容易热伤胎儿。而有些孕妇喜欢食用大量酸性食物来止吐，但是这种做法并不可取，因为大量的酸性食品可使体内碱度下降，容易引起疲乏、无力等症状。而且长时间的酸性体质，不仅容易使母体罹患某些疾病，更重要的是会影响胎儿正常、健康的生长发育，甚至可导致胎儿畸形。因此，孕妇不宜过多食用酸性食物，而应该食入恰当的食物。

下面就为大家介绍一款适宜缓解孕期呕吐，又不至于让孕妇体内酸碱失调的食物——韭菜生姜汁。

韭菜又名起阳菜、壮阳菜等，是我国的传统蔬菜，颜色碧绿、味道浓郁。它还是中医常用的药材，不仅能较好地补肾壮阳，也能有效地预防心肌梗死。但它并不是这款韭菜生姜汁里的"主角"，帮助孕妇止吐的主角是生姜。

生姜是一种极为重要的调味品，同时也可作为蔬菜单独食用，而且还是一味重要的中药材。生姜可将自身的辛辣味和特殊芳香渗透到菜肴中，使之鲜美可口，味道清香。中医认为，姜性温、味辛，具有发汗解表、温中散寒、降逆止呕、祛痰、杀菌解毒之功效。可治疗伤风感冒、肺热咳嗽、胀满腹泻、胃痛、呕吐及妊娠呕吐等症。中医师喜欢将生姜入药，古方上就有以生姜入药而抑制孕妇恶心呕吐的记载。

现代医学也证实了生姜的温胃止吐功效。澳大利亚阿德莱德大学产科和妇产科的研究者进行了一项试验证实：在妊娠早期使用生姜与使用维生素 B_6 一样，可以减轻其恶心、干呕和呕吐的发生。丹麦科学家进行的另一项研究显示，生姜有助于减轻妊娠妇女的恶心、呕吐感。更为重要的是，生姜对准妈妈和将要出生的胎儿都无负面影响。研究人员说，70%～85%的妇女在妊娠早期体验过恶心感，50%出现呕吐，并因此精神萎靡。而生姜则可以缓解这种感觉。

下面我们就为大家介绍这款止吐补虚的韭菜生姜汁。

材料：韭菜45克，嫩姜1根，白糖适量。

制法：先将韭菜洗去头部粗段及尾部须段，切小段；嫩姜洗净，切小段；在韭菜嫩姜中加白糖，加水一起放入果汁机中，待匀沥去渣，饮汁。

功效：韭菜可补肾，生姜可止吐，故此汁可在防止孕妇孕期咳嗽的基础上滋补身体。

需要注意的是，大便燥结、阴虚内热、咽喉病、眼病、痔疮等患者忌食生姜；阴虚火旺的孕妇不宜服用韭菜。

3.安胎止吐的麦地粥

孕育过程是那样的漫长和煎熬，尤其是呕吐现象，让很多准妈妈叫苦不迭。而且很多准妈妈都很担心孕吐会耽误胎儿的营养供给，希望可以尽早控制孕吐，其实，这并不需要特别担心。如果发生孕吐现象，应当顺其自然，因为孕期呕吐一般都较为轻微，大多可以在妊娠12周左右的时候自行消失。虽然呕吐影响了营养的均衡吸收，但在怀孕早期，胎儿多处于器官形成期，对营养的汲取量相对较少，解决孕吐的最好办法是消除思想顾虑，适当调整饮食。

这里再为大家介绍一款孕期止吐的食物——麦地粥。我们先来看看它的做法。

材料：粳米100克，麦门冬40克，生地黄50克，姜20克。

制法：先将麦门冬、生地黄分别取汁；取粳米及生姜（切片），以常法煮粥，加入麦冬汁和生地汁搅匀，略煮成稀粥。早晚空腹食用。

功效：此粥可安胎，降逆，止呕，用于妊娠恶阻、呕吐不下食。

下面就让我们来分析一下这个方子里的几种食物的功效。

（1）粳米。粳米又称大米，是由稻子的籽实脱壳而成。粳米是我国人民特别是南方居民的主食。无论是家庭用餐还是去餐馆，米饭都是必不可少的。中医认为粳米性味甘平，具有健脾养胃、补血益气、益精强志、补五脏、通血脉、聪耳明目、止烦、止渴、止泻的良好功效。现代医学研究也表明，粳米含有人体必需的淀粉、蛋白质、脂肪、维生素 B_1、维生素 B_2、烟酸、维生素 C 及钙、磷、铁等营养成分，可以提供人体所需的营养、热量。总的来说，以粳米做米粥或米汤，能达到生津止渴、补脾益胃的效果，尤其适宜老人、小孩、产妇、病人及身体虚弱者食用。

（2）麦门冬。麦门冬又名麦冬，是百合科植物沿阶草的块根，性微甘，味苦，寒。入肺、胃、心经，其滋腻之性较小，兼清心除烦益胃生津。可用于干燥咯血，阴伤口渴，肠燥便秘之症。

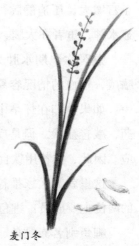

麦门冬

（3）生地黄。生地黄又名地髓、原生地等，为玄参科植物地黄的块根。有滋阴清热、凉血补血的功效。《神农本草经》里说它："久服，轻身、不老。"

这几种食物、药材加在一起做成的麦地粥，对孕期的准妈妈来说，除了具有良好的止吐功效外，还能达到安胎、清心的效果。这对一个完美的孕期，以及一个健康的宝宝的降生来说，都十分重要。

最后需要提醒大家的是：粳米不宜与马肉、蜂蜜同食；不可与苍耳同食，否则会导致心痛；麦门冬与款冬、苦瓠、苦参、青蘘相克；生地黄与萝卜、葱白、韭白、薤白相克。

另外，一般的孕期呕吐可以使用食疗的方法加以调理，如果反应特别强烈以至于基本无法进食，这样的情况要到医院就诊，及时补充电解质和液体，否则对孕妇和胎儿都会造成不良影响。

孕期水肿

1.鲤鱼赤小豆汤，利水消肿

孕妇在妊娠期间出现全身不同程度的水肿，其中无高血压和尿蛋白影响的称为妊娠水肿。水肿多发于妊娠的中后期，主因是由于妊娠子宫增大，压迫静脉，造成静脉回流受阻。轻者以小腿或足部出现明显水肿，重者在大腿、腹部都会出现按压性凹陷的水肿。

中医称孕期水肿为子肿，多是由于脾肾两虚的症状引起，或是嗜咸，贫血的情况容易引起。同时，情绪不舒畅也是很重要的因素之一。如果孕妇在怀孕中、后期常常出现这种现象，可以通过一些利尿药，减轻症状，但是反复使用利尿药物也会对孕妇和胎儿产生不良反应。因此，推荐用饮食疗法和适当的休息，可能会减轻水肿症状。

这里就为大家推荐一款鲤鱼赤小豆汤，我们先来看看这款药膳里的两位主要成员：鲤鱼和赤小豆。

鲤鱼别名赤鲤鱼、黄鲤、乌鲤等，为鲤科动物。鲤鱼因鳞有十字纹理，故得鲤名，素有"家鱼之首"的美称，是世界上最早养殖的鱼类，远在公元前12世纪的殷商时代，人们便开始池塘养殖鲤鱼。据《诗经》记载，周文王曾用池养鲤。鲤鱼含有极为丰富的蛋白质，而且容易被人体吸收，利用率高达98%，可供给人体必需的氨基酸；鲤鱼含有的脂肪主要是多不饱和脂肪酸，是人体必需脂肪酸，具有重要的生理作用。

总的说来，鲤鱼具有平肝补血、利水消肿以及和脾养肺的作用，常食鲤鱼对肝、眼、肾、脾等病有一定疗效，是孕妇的高级保健食品。

再来看赤小豆。赤小豆也被历代医家所推崇，认为它是"心之谷"，能滋津液、利小便、消胀、除肿、止呕，是祛湿的药膳佳品，同时赤小豆还能通乳汁，多和鲤鱼、鲫鱼、黄雌鸡煮食。现在，我们选用赤小豆和鲤鱼煲汤，兼备补脾健胃，利水通乳，是一款物美价廉的理想汤品，其做法如下。

材料：鲤鱼250克，赤小豆100克。

制法：将鲤鱼去内杂肠及鳞，洗净；红豆洗净；然后将鲤鱼和红豆一起入锅煮熟食之，不用加食盐。

功效：此方中取鲤鱼补脾、利尿、消肿的作用；赤小豆有类似功效，《食疗本草》说赤小豆，"和鲤鱼煮烂食之，长治脚气及大腹水肿。"故将二者配伍应用。宜于脾虚水肿、脚气病人服食。现用于门静脉性肝硬化伴水肿或腹水，以及膜性肾病水肿，均有明显利尿消肿的效果。亦可用于妊娠水肿。

需要注意的是，鲤鱼忌与咸菜、绿豆、芋头、牛羊油、猪肝、鸡肉、荆芥、甘草、南瓜同食，也忌与中药朱砂同服；尿多、体质属虚性者以及肠胃较弱的人不宜多食赤小豆。

另外，由于此药膳利水功能太强，正常人应避免同时食用二者，尽量隔几个小时再食，因人的体质不同而异，是否可以同食应该咨询专业医师的意见。

2.冬瓜菠菜羊肉汤，补虚又消肿

进入孕晚期后，很多准妈妈会出现轻度下肢水肿，用手指按压足踝内侧或小腿胫骨前方会出现局部凹陷，这一般会在午后比较明显。经常站立工作的准妈妈肿胀情况更为突出。

医生指出，水肿属妊娠期的正常现象，准妈妈不要过于紧张。消除下肢水肿除了不要过于劳累，还要经常变换体位，抬高下肢，还可以多吃些冬瓜消肿。这是因为冬瓜含维生素C较多，且钾盐含量高，钠盐含量较低，可以利尿。高血压、肾脏病、妊娠水肿病等患者食之，可达到消肿而不伤正气的作用。

下面我们就先来具体了解一下冬瓜。《本草纲目》中记载的冬瓜大都为药用记载，在民间通常用来治疗肺热咳嗽、水肿胀满、暑热烦闷、泻痢、痔疮、哮喘等疾病。

冬瓜，又叫东冬、白瓜、枕瓜，为葫芦科一年生蔓生草本植物，是唯一不含脂肪的瓜菜，并富含丙醇二酸成分，能抑制糖类物质转化为脂肪成分，又因有较强的利尿作用，可增加减肥效果，故冬瓜有"减肥瓜"之称。冬瓜中含有丰富的水分、蛋白质、碳水化合物、维生素、钙、磷、铁、少量的钠等营养成分，尤其含有丰富的维生素C、丙醇二酸、尿酶、胡萝卜素和组氨酸等。它最大的特点是不含脂肪，因此常作为减肥上品，深得爱美之士的青睐。其功效可概括如下：

（1）冬瓜几乎不含脂肪，而含有葫芦巴碱和丙醇二酸，能有效阻止体内脂肪堆积，并可阻止糖类转化为脂肪，故有良好的减肥作用。

（2）冬瓜有抗衰老的作用，久食可保持皮肤洁白如玉，润泽光滑，并可保持形体健美。

（3）冬瓜含钠量低而含钾量较高，对动脉粥样硬化、高血压、冠心病、肾脏病等有良好的防治作用；对妊娠水肿及多种原因引起的水肿、肝炎、肾炎、支气管炎食疗效果好。

（4）冬瓜有良好的消热解暑功效。夏季多吃些冬瓜，不但可以解渴消暑、利尿，还可使人免生疔疮。因其利尿，且含钠极少，所以是慢性肾炎水肿、营养不良性水肿、孕妇水肿的消肿佳品。

冬瓜的食用方法多样，一般用来做汤，这里就为大家介绍这款冬瓜菠菜羊肉汤。

材料： 冬瓜300克，菠菜200克，羊肉30克，姜、葱各适量。

制法： 先将冬瓜去皮、瓤，洗净切成方块，菠菜择好洗净，切成4厘米长的段，羊肉切薄片，姜切薄片，葱切段；然后将炒锅放火上，加油烧热，投入葱花，放羊肉片煸炒，接着加入葱段、姜片、菠菜、冬瓜块，翻炒几下，加鲜汤，煮沸约10分钟，加入盐、酱油、味精，最后倒入湿淀粉汁调匀即成。

功效： 本汤羹味美可口，具有补虚消肿、减肥健体的功效，适用于妇女妊娠水肿、形体肥胖者食之。

需要注意的是，素体虚寒、胃弱易泻者、阳虚者忌食冬瓜。

3.滋阴消肿的鸭肉粳米粥

鸭肉为鸭科动物家鸭或野鸭身上的肉。人们常言"鸡鸭鱼肉"四大荤，可见鸭肉在人们生活中的地位很高，以鸭肉为原料制成的北京烤鸭、南京板鸭、江南香酥鸭等，均为国宴中不可缺少的名菜。

中医称鸭为滋补上品，认为其味甘、性寒，有大补虚劳、清肺解热、滋阴补血、定惊解毒、消水肿的功效。可辅助治疗阴虚水肿、羸弱乏力、大便秘结、贫血、慢性肾炎等疾病。

现代医学也表明，鸭肉营养丰富，富含高蛋白质、维生素E、脂肪、碳水化合物、磷、钙、铁、烟酸、B族维生素等营养成分。但同时它所含的胆固醇比一般鱼肉还低。

鸭肉的品种很多，其食疗作用各不相同。青头鸭肉可通利小便，补肾固本。常吃可利尿消肿，对于各种水肿，尤其是妊娠水肿有很好的治疗作用。另外，有慢性肾炎病史的孕妇也可常吃，可有效保护肾脏；乌骨鸭肉，食用乌嘴、黑腿、乌骨的鸭肉，可以预防及治疗结核病。它可以抑制毛细血管出血，减少咳嗽、咯血等症状；纯白鸭肉，可清热凉血，妊娠高血压者宜常食；老母鸭肉，生津提神，补虚滋阴，大补元气。对于舌干、唇燥、口腔溃疡等症有很好的食疗作用。

所以，大家应根据自己的需要选择相应的鸭肉品种。下面我们就为大家介绍一款利于孕妇水肿的鸭肉粳米粥。

材料：大米100克，鸭肉300克，姜10克，大葱20克，豆豉30克，薄荷5克，盐5克，胡椒粉1克，料酒15毫升。

制法：将鸭肉洗净，氽烫过。在锅中放入3000毫升水烧开，放入鸭肉和料酒、老姜、薄荷煮40分钟。取出鸭肉，放凉、切丝。白米洗净，加入煮鸭的高汤适量，改文火煮到米粒熟软，加入鸭肉、盐、胡椒粉和嫩姜丝同煮。再放入豆豉煮开，然后关火盛出。食用时加少许葱花即可。

功效：此粥可利水消肿，滋阴补肾。

需要注意的是，鸭肉性凉，凡素体虚寒、胃部冷痛、便溏、腹泻、腰部疼痛及寒性痛经之人忌食。

孕期贫血

1. 想补血，当归生姜羊肉汤

很多准妈妈在孕期的不同阶段，都会或多或少出现这样一些症状：由蹲着的姿势站起来的时候，头会感到眩晕，两眼发黑，要定住站一会儿才能恢复正常的感觉；比起家里其他的人，面色苍白憔悴，甚至指甲和眼底的血色也显得不够充足，而且容易疲惫和倦怠。这些症状的出现，很有可能是由于孕妇贫血引起的。

中医则把孕期贫血主要的原因归结为血气不足，认为孕后气血聚于养胎，脏腑失于濡养，脾虚气血生化无源或脾不统血导致贫血。所以，从中医的角度来看，补脾益气、补血养血非常重要。对于比较轻度的贫血，从饮食出发即可改善现状。对于较严重的贫血情况，需要饮食与药剂相结合。

我们知道，吃富含铁的食物有不错的补血效果。而动物性食物中肝脏、血豆腐及肉类中的铁含量高、吸收好。蛋黄中也含有铁，蔬菜中铁的含量较低，吸收差，但新鲜绿色蔬菜中含有丰富的叶酸，叶酸参与红细胞的生成，缺乏叶酸容易贫血，所以准妈妈们在孕期补血时应注意全面补充这些营养。因此，饮食中既要加入一定量的肉类、肝脏、血豆腐，也要摄取大量新鲜蔬菜。

下面就为大家介绍一款当归生姜羊肉汤。

材料：当归20克，生姜30克，羊肉500克，适量调料。

制法：将羊肉洗净切块，生姜切薄片，当归洗净后用纱布捆好，一起放入砂锅中，加水后先用武火煮沸，再用文火煨一个半到两小时左右，直至羊肉熟烂为止。取出当归和姜片，适当加一点盐和其他调料，即可喝汤吃肉。

功效：当归生姜羊肉汤的主要材料是羊肉、生姜、当归三味。其中，当归是常用的补血药材，有活血、养血、补血的作用，生姜则能解表发汗、温中散寒，前两者配以温补的羊肉，可起到驱寒温中补气血的作用。这道药膳不但适合体质虚寒的类风湿关节炎、系统性红斑狼疮等风湿免疫性疾病的病人日常作为辅助调理时食用，对于怕冷的贫血患者以及产后气血两亏的女性身体的恢复也很有帮助。

需要注意的是，这道药膳的功效和味道与所选材料的比例密切相关。如果当归和生姜的用量多，功效可能更明显，但药味更浓，作为日常食疗的汤剂很难被一般人接受。

2.红白豆腐，补血养血两不误

导致准妈妈出现贫血的主要原因有两个：一方面，在怀孕的时候，女性体内的血容量会较孕前有所增加，但骨髓的造血量却跟不上血液总量的增加，从而形成了血液中红细胞减少的状况，也就出现了我们通常所说的生理性贫血现象。另一方面，大多数妈妈出现贫血症状，就是因为被宝宝优先吸收走许多铁元素，所以，即使妈妈自身已经出现一定程度的贫血，也会尽量保证胎儿的营养供给，从而导致妈妈的贫血进一步加重。

当孕妇出现贫血症状时，不要过于惊慌，也不要盲目补铁。准妈妈在选择食物时不仅要看食物中的铁含量，还要了解食物中铁的吸收率。一般来说，动物性食物中含有血红蛋白铁，其吸收率远远高于植物性食物中的非血红蛋白铁。这里为大家推荐的是红白豆腐。

我们知道，白豆腐就是常食的豆腐，那红豆腐是什么呢？原来是猪血。

《本草纲目》中记载猪血味咸性平，有"生血"之功，宜于老年、妇女及正在生长发育的儿童食用。因为其性质温和，有解毒清肠、补血美容的功效，所以对孕妇也较为适宜。它富含维生素B_2、维生素C、蛋白质、铁、磷、钙、烟酸等营养成分，可很好地补益身体。另外，猪血中的血浆蛋白被人体内的胃酸分解后，会产生一种解毒、清肠的分解物，能够与侵入人体内的粉尘、有害金属微粒发生化合反应，易于将毒素排出体外。同时，猪血富含铁，对贫血而面色苍白者有改善作用，是排毒养颜、补血养血的理想食物。

下面就为大家介绍这款红白豆腐的具体做法。

材料：豆腐100克，猪血100克，熟冬笋片3克，葱花、绍酒、酱油、白糖、胡椒粉、水淀粉各适量。

制法：将豆腐洗净，切成1厘米见方的小丁，用沸水焯一下；猪血洗净后切成同样大小的丁；炒锅放油烧至六成热，放入葱花煸香，加入水，下豆腐丁、猪血丁、冬笋片，加入绍酒、酱油、白糖、盐烧沸后，用水淀粉勾芡，撒上胡椒粉即可。

功效：此菜可补血养血，适用于孕期贫血的准妈妈们。

另外，此菜还有另一个功效。我们知道，对于孕产期要经历冬季的女性来说，其身体上某些小部位，比如手、脚、耳朵、小腿等会感觉特别寒冷，医学上把这种反应统称为"寒症"。其主要原因是身体血液循环不好和缺乏某种维生素导致的。如果除了手脚冰凉，身上其他地方也不那么暖和，可能是营养不平衡类型的寒症。经常减肥、偏食的女孩子和正值中年的女性，维生素的摄入往往不全面，而维生素B_2又是平衡人体耗氧量的重要物质。所以，属于这种怕冷的人群，又不想吃胖自己来抗寒，也可以多吃一点红白豆腐。

3. 补铁补血的爆炒腰花

贫血在妇女中较为常见，其中妊娠期妇女更容易出现，由于孕妇在生理和生活习惯上都受到较大影响，比如孕妇早期的呕吐、食欲不振等都会给孕妇造成影响，引起母体血液中的血红蛋白、铁、叶酸、维生素等物质都会相对降低，而孕妇的叶酸和血红蛋白降低到一定程度时就会出现贫血。常见的孕妇贫血分为缺铁性贫血和营养性巨幼细胞性贫血这两种。孕妇发生缺铁性贫血比较缓慢，而发生营养性巨幼细胞贫血则较急，且以消化道症状为主。

孕妇血清铁蛋白及血红蛋白是检查孕妇是否贫血的敏感指标。当血清铁蛋白低于12微克／升或血红蛋白低于110克／升时，即可诊断为孕妇贫血。妊娠以后，血容量增加，需铁量上升，又因胎儿发育阶段也需要铁，所以会造成血液中铁含量下降。轻度贫血对妊娠无多大影响，严重贫血者由于血液携氧能力降低，使胎盘缺氧，以致引起胎盘绒毛发生退行性变、出血、梗死而导致胎儿宫内窒息，严重者还可引起早产或死产。所以，对于贫血的孕妇应该加以重视。

我们都知道，铁是人体需要量最多的微量元素之一，人体内的总含铁量能达到4～5克，其中60%～70%存在于血红蛋白中。怀孕后准妈妈体内的血红蛋白会增加20%，另外，准妈妈还需要为胎儿储备出生后1～4个月所需的铁，因此对铁的需求量也会相应增加。如果准妈妈没有及时补充足够的铁，或者孕吐比较严重、挑食或饮食不当都会导致准妈妈缺铁贫血。

这里再为大家介绍一款补铁养血的良方——火爆腰花。

材料：猪腰350克，荸荠70克，大葱10克，大蒜10克，姜10克，酱油10克，白砂糖5克，白醋10克，淀粉5克，胡椒粉、香油、花椒、花生油适量。

制法：先将猪腰洗净除去膜，平刀对半开，除去中间的筋，然后浸泡在清水里（加几粒花椒）3～4小时，除去腥味；再将泡好的腰子，在光面剞上十字花刀再横切宽2.5厘米的腰花块；将马蹄（荸荠）切片；葱切鞭炮葱、蒜瓣切米；将酱油、白糖、蒜米、葱、味精、胡椒、香油、白醋、湿淀粉，调成卤汁待用；锅置旺火上，热锅倒入食油待八成热时，倒入切好的腰花，爆油后倒入漏勺沥干油；锅留余油，回置旺火上，投入调好的卤汁，顺同一方向搅动一下，立即倒入泡油的猪腰，翻锅后淋上明油即装盘。

功效：此菜可补铁补血，有益于孕妇及胎儿。

下面我们来分析一下此菜里的各个素材，看看是如何帮助孕妇调理身体、补益气血的。

猪腰铁含量丰富，具有补肾气、通膀胱、消积滞、止消、补血等功效，但需要注意的是猪腰中的胆固醇含量较高，血脂偏高者和高胆固醇者忌食。

荸荠中磷的含量是根茎类蔬菜中最高的，不仅能促进人体生长发育和维持生理功能的需要，对牙齿骨骼的发育有很大好处，同时可促进体内的糖、脂肪、蛋白质三大物质的代谢，调节酸碱平衡。

大葱是温通阳气的养生佐料，作为调料品，葱的主要功能是祛除荤、腥、膻等油腻厚味及菜肴中的异味，并产生特殊的香味，还有较强的杀菌作用。医学界认为，葱有降低胆固醇和预防呼吸道和肠道传染病的作用，经常吃葱还有一定的健脑作用。利用葱提炼出来的葱素，对心血管硬化有较好的疗效，还能增强纤维蛋白的溶解性并降低血脂。

生姜具有解毒杀菌的作用，所以日常我们在吃松花蛋或鱼蟹等水产时，通常会放上一些姜末、姜汁。生姜的提取物能刺激胃黏膜，引起血管运动中枢及交感神经的反射性兴奋，促进血液循环，振奋胃功能，达到健胃、止痛、发汗、解热的作用。

大蒜被誉为"广谱抗菌素"，因为大蒜挥发油中所含的大蒜辣素等具有明显的抗炎灭菌作用，其杀菌能力可达到青霉素的1/10，对病原菌和寄生虫都有良好的杀灭作用，可以起到预防流感、防止伤口感染、治疗感染性疾病和驱虫的功效。

需要注意的是，猪腰原本有很重的腥臊味，处理不当会很难下咽，因此在做之前一定要将猪腰剖开，将内部的白色脂肪彻底剔除干净。

还有就是在清洗猪的肾脏时，可以看到白色纤维膜内有一个浅褐色腺体，那就是肾上腺。它富含皮质激素和髓质激素，如果孕妇误食了肾上腺，其中的皮质激素可使孕妇体内血钠增高，排水减少而诱发妊娠水肿。因此，吃腰花时一定要将肾上腺割除干净。另外，血脂偏高者、高胆固醇者忌食此菜。

孕期高血压

1.草鱼冬瓜汤，降压良方

妊娠高血压多发生在妊娠晚期，发病时间一般是在妊娠20周以后，尤其在妊娠32周以后极为多见。有伴随水肿、蛋白尿、高血压的并发症状。妊娠高血压的标准是以收缩压高于140毫米汞柱或舒张压高于90毫米汞柱判定，或是跟早期血压相比，收缩压升高30毫米汞柱或舒张压升高15毫米汞柱。其中，妊娠高压症状还会伴有头晕、眼花、胸闷等症状。如果血压不正常则需要医生介入，通过药物治疗，轻度高血压则可以通过食物来调节，但需要密切关注血压变化，适时检查。

但是，不管妊娠高血压是否严重，都会对母体和胎儿有一定伤害性，所以需要特别重视。容易出现高血压症状的人群主要集中在以下几种：年轻初产妇及高龄初产妇；体型矮胖者；营养不良，特别是伴有严重贫血者；患有原发性高血压、慢性肾炎、糖尿病合并妊娠者，其发病率较高，病情可能更为复杂；双胎、羊水过多及葡萄胎的孕妇，发病率亦较高；冬季与初春寒冷季节和气压升高的条件下，易于发病；有家族史的。各位准妈妈们需要根据自己的情况多加注意。

中医认为，孕期高血压主要是病人脏气本虚，精血聚于胎儿而肾阴相对不足，肝阳偏旺，甚至肝风内动或痰火上扰所致，而妊娠后孕妇体质更弱，更容易诱发高血压的症状。所以，前期要做好固本培元的工作，为母体打好基础，不仅对母体健康有好处，而且有利于胎儿的正常生长发育。

因此，孕期的准妈妈一定注意控制好自己的血压。下面就为大家介绍一款降血压的"良方"——草鱼冬瓜汤。

草鱼是淡水鱼中的上品。草鱼与青鱼、鳙鱼、鲢鱼并称为我国的"四大淡水鱼"，其肉质细嫩，骨刺少，营养丰富，并且很适合切花刀制作菊花鱼等造型菜，深受人们喜爱。

《本草纲目》中记载：草鱼性味甘温，无毒，有暖胃补气的功效。现代营养学认为，草鱼营养丰富，含有丰富的蛋白质、脂肪钙、磷、铁、维生素B_1、维生素B_2等。而且含有丰富的不饱和脂肪酸，对血液循环有利，是心血管病人的良好食物；对于身体瘦弱、食欲不振的人来说，草鱼肉嫩而不腻，可以开胃、滋补；草鱼还含有丰富的硒元素，经常食用有抗衰老、养颜的功效，而且对肿瘤也有一定的防治作用。

冬瓜我们前面已经介绍过，下面就为大家介绍一下这款草鱼冬瓜汤的做法。

材料：草鱼300克，冬瓜400克，香菜、葱、生姜、蒜、花生油、料酒、清汤、香油、精盐、味精各适量。

制法：将鱼去鳞、鳃、内脏，洗净，两面划上十字花刀。冬瓜去皮、瓤，切成块。香菜洗净，切成段。葱、生姜、蒜均洗净，切成丝；锅上火，倒入花生油烧热，将鱼两面煎至微黄，烹入料酒，放入葱、姜、蒜丝煸炒，加清汤、冬瓜块，微火煮至鱼、瓜熟烂，加入精盐、味精、香菜段、香油推匀即成。

功效：利水利尿，清热解毒，止渴消肿，应对高血压。

需要注意的是，草鱼肉不宜吃得太多，否则有可能诱发各种疥疮。

2.凉拌茄子，清凉降压

孕妇一旦患有妊娠高血压综合征，就需要控制饮食，特别是要低钠饮食，高盐不仅加重水肿，也可使血压升高。同时，也要经常食用清淡、利于消化、质地较软的食物，减少动物脂肪的摄入，控制食物的摄入总量，多吃含丰富纤维素的润肠食物，补充优质蛋白质，补充足量的钙质。另外，各种矿物质和维生素也是不可缺少的，特别是可以适当增加锌、维生素C、维生素E的量。

下面我们就为大家介绍一种能满足这些需要的食物——茄子。

茄子又名落苏，是为数不多的紫色蔬菜之一，也是餐桌上十分常见的家常菜。中医认为，茄子性凉，味甘。有清热凉血、活血祛瘀、止痛、祛风通络、利尿消肿、解毒等作用，非常适宜家常食用。

现代药理学也表明，茄子含有丰富的维生素E、维生素P、蛋白质、糖类、脂肪、胡萝卜素以及钙、铁、磷等矿物质，

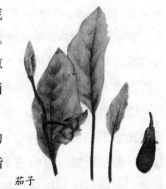

茄子

它还含有甘草酸、葫芦巴碱、水酥碱及胆碱等。其中维生素P大量含在紫皮中，所含的维生素E居蔬果之首。

其中，茄子所含的龙葵碱能抑制消化道肿瘤细胞的增殖，对胃癌和直肠癌有防治作用，对高血压、动脉硬化、咯血、紫癜及维生素C缺乏症等症均有一定防治作用；茄子所含维生素、蛋白质及钙等能化瘀而减少老年斑，降低脑血栓的发生率，并有抗衰老的作用；茄子所含的皂苷能降低胆固醇。

茄子中特有的维生素P是类黄酮类物质中的一种，在自然界中总是和维生素C同时存在，好似维生素C的伴侣。它能增强毛细血管的弹性，降低毛细血管的脆性及渗透性，防止微血管破裂出血，并有预防败血病以及促进伤口愈合的功效。

综合说来，常吃茄子对防治高血压、动脉粥状硬化、咯血及败血症等有一定的作用。因此，中老年人以及患有心血管疾病或高胆固醇者应常吃茄子。

至于茄子的吃法，最有名的应该是茄鲞。茄鲞是一道美味佳肴，但制作过程过于烦琐。其实素烧茄子、土豆熬茄子、凉拌茄泥等均有独特的风味，下面就为大家介绍一款凉拌茄子的做法。

材料：茄子2条，大蒜1粒，葱1棵。

制法：茄子洗净，切3～4厘米长段；葱洗净、大蒜去皮，均切

末；茄子放入滚水中，大火煮软，捞起，沥干水分，平铺于盘中待凉；锅中倒入1/2小匙油烧热，爆香葱、姜末，加入适量酱油醋糖和1大匙水，中火煮滚，再加入少量淀粉勾芡，盛起时淋在茄子上即可。

功效：此菜可应对孕期高血压，还能降胆固醇。

需要提醒大家的是，买茄子以鲜嫩的为好。在茄子萼片与果实相连的地方有一圈浅色环带，这条带越宽、越明显，表示茄子越鲜嫩。如果环带不明显，说明茄子已经老了。看茄子外皮，也可判断茄子的老嫩。紫色茄子如果外皮乌黑，摸起来有些涩手的是鲜嫩茄子；而外皮明亮、光滑的则是老茄子。

另外，茄子性寒，凡体质虚弱及脾胃虚寒、腹泻者不宜食用。皮肤病患者不可多食。

孕期痉挛

1.黄豆排骨汤，止息痉挛

在小腿部位，很容易肌肉痉挛，这是一种肌肉自发的强直性收缩，主要会在小腿和脚上发作，发作时疼痛难忍，而且容易晚上发作，会影响睡眠。孕期的妇女也特别容易发生腿部抽筋，但是有多种原因导致腿抽筋。

第一种情况主要是由于孕妇体内缺钙。胎儿在生长发育的过程中需要的钙量非常大，所以若母体钙摄入不足，必将造成血钙低下。而钙是调节肌肉收缩、细胞分裂、腺体分泌的重要因子，低钙将增加神经肌肉的兴奋性，导致肌肉收缩，继而出现抽筋。由于夜间血钙水平常比日间低，故抽筋多在夜间发作。所以，孕妇在孕期每天必须保证1200～1500毫克的钙摄入量，如果抽筋比较严重的话，需要钙镁搭配直接补充药剂。

第二种情况是，在孕期，孕妇的血液循环能力较差，如果走得太久，过度疲劳就会增加肌肉负担，导致肌肉进行无氧呼吸，局部肌肉乳酸堆积，夜间代谢缓慢，血液流通缓慢，代谢废物堆积造成肌肉酸痛和腿抽筋的症状。因此，要防止孕期痉挛，需要注意各个方面的问题，最重要的是从饮食调养、生活习惯上全面增强准妈妈们的体质。

下面就为大家介绍一款可有效增强体质，防止痉挛的膳食——黄豆莲藕排骨汤。

我们先来分析一下这款膳食里的几种食材。

黄豆，与青豆、黑豆统称为大豆，它的营养价值极高，被称为"豆中之王""豆中之肉""绿色的牛乳"等，是数百种天然食物中最受营养学家推崇的食物。黄豆中富含皂角苷、蛋白酶抑制剂、异黄酮、钼、硒等抗癌成分，对前列腺癌、皮肤癌、肠癌、食道癌等几乎所有的癌症都有抑制作用；黄豆中的大豆蛋白质和豆固醇能显著改善和降低血脂和胆固醇，从而降低患心血管疾病的概率；黄豆中还富含钙质，对更年期骨质疏松等也有疗效。

莲藕又名藕丝菜、莲菜，为睡莲科多年生水生草本植物荷（莲）的肥大根茎。它微甜而脆，十分爽口，是老幼妇孺、体弱多病者的上好食品和滋补佳珍。在清朝咸丰年间，它还被定为御膳贡品。莲藕含有丰富的维生素，尤其是维生素 K、维生素 C、铁和钾的含量较高，还有矿物质和碳水化合物，可养血生津、散瘀止血、清热除湿、健脾开胃。

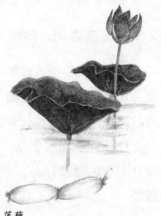

莲藕

猪排骨就是我们一般说的排骨，虽然排骨也有牛排骨、羊排骨等，但一般我们说的都是猪排骨。猪排骨味道鲜美，也不会太过油腻。它除含蛋白质、脂肪、维生素外，还含有大量磷酸钙、骨胶原、骨黏蛋白等，可为幼儿和老人提供丰富的钙质，也是孕期妇女补充钙质的不错选择。

下面就为大家介绍这款黄豆莲藕排骨汤的做法。

材料：黄豆50克，猪排骨200克，莲藕50克，盐5克，鸡精3克，花椒粉5克，黄酒20克，生抽10克，醋10克，大葱5克，姜2克，植物油20克。

制法：将排骨洗净改刀成段；莲藕去皮，洗净切块；锅上火放入油，油温五成热时，倒入排骨段翻炒，放入料酒、生抽、高汤、花椒粉、姜片、黄豆、精盐、醋、藕块；开锅后倒入砂锅中，炖至肉离骨，出锅时撒入葱花即可食用。

功效：此汤可补钙，补充蛋白质，帮助孕期妇女防止痉挛。

需要注意的是，黄豆不宜生食，须煮熟食用；藕性偏凉，所以产妇不宜过早食用，一般在产后1~2周后再吃藕可以逐瘀；猪排骨则不宜与乌梅、甘草、鲫鱼、虾、鸽肉、田螺、杏仁、驴肉、羊肝、香菜、甲鱼、菱角、荞麦、鹌鹑肉、牛肉等同食。

2.菊花豆腐蛋汤，降脂又解挛

孕期如果钙摄入量不足，胎儿就会从妈妈的骨骼中吸收骨钙，缺钙会让孕妇忍受小腿抽筋、下肢麻木、牙齿松动、腰酸背痛等种种病痛的折磨，还会增加软骨病、妊娠期高血压和先兆子痫的发病率。许多女性在怀孕期间受凉、劳累后容易产生腰痛、肩痛，这种疼痛往往会在产后持续存在，有人甚至伴随终生，这就是孕期缺钙造成的恶果。

妊娠全过程皆需补钙，但孕晚期钙的需求量特别大，胎儿体内一半以上的钙是在怀孕最后两个月储存下来的。准妈妈不仅应该多吃含钙丰富的食物，还应适量摄入维生素D，以促进钙的吸收。在食物中含钙较多的有奶类、豆制品、海产品等，其中以奶类的吸收率最好。

下面为大家介绍一款补钙养身的美食——菊花豆腐蛋汤。

菊花是中国十大名花之一，在中国已有三千多年的栽培历史，从宋朝起民间就有一年一度的菊花盛会。古代传说中菊花又被赋予吉祥、长寿的含义。菊花入药、食补的效果也不错，枸杞菊花茶就是常见的明目良方。总的说来，菊花可用于疏风清热，平肝明目，解毒消肿，主治外感风或风温初起，发热头痛，眩晕，目赤肿痛，疔疮肿毒等。

豆腐则是我国的一种传统食品，在许多古籍中都有记载。豆腐不仅是味美的食品，还具有养生保健的作用。五代时人们就称豆腐为"小宰羊"，认为豆腐的白嫩与营养价值可与羊肉相提并论。豆腐营养十分丰富，含有丰富的蛋白质、脂肪、碳水化合物、钙、磷、铁等物质以及人体所必需的8种氨基酸等，因此它还享有"植物肉"的美称。

现代医学证明，丰富的大豆卵磷脂有益于神经、血管、大脑的生长发育，比起吃动物性食品，豆腐在补脑健脑方面有着更大的优势。豆腐中的大豆皂苷有显著的抗癌活性，能有效地预防乳腺癌和前列腺癌的发生，是更年期的保护神，因为它在健脑的同时，所含的豆固醇还会抑制胆固醇的摄入。其中的大豆蛋白质可以显著降低血浆胆固醇、甘油三酯和低密度脂蛋白，降低血脂，保护血管，有助于预防心血管疾病。

菊花豆腐蛋汤的具体做法如下。

材料：豆腐1块，胡萝卜半根，新鲜菊花瓣少许（可用泡好的杭白菊代替），鸡蛋1个。

制法：豆腐切丁，胡萝卜切片，鸡蛋打散，新鲜菊花瓣用盐水浸泡过；水烧开，加入豆腐丁、胡萝卜片，打入蛋花，煮3~5分钟即可出锅。

需要注意的是，气虚胃寒、食少泄泻者宜少用菊花，而阳虚或头痛而恶寒者则忌用菊花；豆腐性偏寒，胃寒者和易腹泻、腹胀、脾虚者以及常出现遗精的肾亏者也不宜多食。

3.应对痉挛，喝银鱼绿叶排骨汤

孕期痉挛需要补充充分的钙质，我们就为大家推荐一款能有效防止孕期痉挛的良方——银鱼绿叶排骨汤。

银鱼是淡水鱼，见于东亚咸水和淡水中，因体长略圆，细嫩透明，色泽如银而得名。在中国，银鱼俗称面鱼、面条鱼、冰鱼、玻璃鱼等，早在明代时太湖银鱼就与松江鲈鱼、黄河鲤鱼、长江鲥鱼并称"中国四大名鱼"。银鱼味甘、性平，归脾、胃经，富含蛋白质、脂肪、钙、磷、铁、维生素 B_1、维生素 B_2 和烟酸等成分，有润肺止咳、善补脾胃、宣肺利水的功效，可治脾胃虚弱、肺虚咳嗽、虚劳诸疾。

绿叶则指的是苋菜。苋菜又称凫葵、荇菜、荅菜等，它营养丰富，可增强体质。苋菜中富含蛋白质、脂肪、糖类及多种维生素和矿物质，其所含的蛋白质比牛奶更能被人体充分吸收，所含胡萝卜素比茄果类高2倍以上，可为人体提供丰富的营养物质，有利于强身健体，提高机体的免疫力，有"长寿菜"之称。另外，苋菜还能清热解毒，明目利咽。苋菜性味甘凉，可清利湿热，清肝解毒，凉血散瘀，对于湿热所致的赤白痢疾及肝火上炎所致的目赤目痛、咽喉红肿不利等，均有一定的辅助治疗作用。

下面就来介绍一下杜仲绿叶银鱼汤的做法。

材料：杜仲1克，调味料、味精、盐、生粉、水适量；苋菜250克，银鱼100克，猪肉丝25克，高汤1000毫升。

制法：先将苋菜拣好后洗净，切小段备用，再将锅内加高汤烧开后，放入杜仲、苋菜、银鱼、猪肉丝一起煮滚；后加盐调味，并用生粉水勾薄芡即可。

功效：此汤可以强身健体，也可针对孕妇缺钙的体质进行滋补。

需要注意的是，苋菜有红苋菜和绿苋菜之分，这里既然名为"绿叶"，自然指的是绿苋菜。中医认为红苋菜有可能导致孕妇"滑胎"，即流产，故大家在选择的时候一定要区分清楚。

孕期腹胀

1.草果豆蔻煲乌骨鸡：巧治妊娠腹痛

　　孕期腹胀是指在怀孕时期，由于在胃肠道内所积存的气体过多，导致胃肠充气并产生腹部胀大的症状。孕期腹胀一般出现在怀孕初期到中期，是孕妇常见的困扰。而腹胀所伴随的食欲不振、失去胃口、便秘，甚至造成准妈妈的心理压力，导致不易入眠、作息失调等，也是不可小觑的孕期烦恼。但是，只要确定了腹胀的成因，孕妇可以从简单的饮食注意、加强运动等方法着手，轻松告别胀气的不适。

　　在饮食方面，孕妇可多吃含丰富纤维素的食物，例如《本草纲目》中涉及的不少蔬菜、水果都很适宜，比如茭白笋、韭菜、菠菜、芹菜、丝瓜、莲藕、萝卜、柿子、苹果、香蕉、猕猴桃等，这些物质都含有大量的有益纤维素。纤维素能帮助肠道蠕动，故这些食物适宜多吃。另外，流质的食物虽然较好进食，但并不一定好消化，因此孕妇可选择半固体的食物。

　　下面就为大家介绍一款可有效防止孕期腹胀的草果豆蔻煲乌骨鸡。

　　苹果在前面已有详细介绍，这里再为大家强调一下它的下气功效。《饮膳正要》说它"治心腹痛，止呕，补胃，下气"。《本经逢原》也说它"除寒，燥湿，开郁，化食，利膈，化痰，解面食、鱼、肉诸毒"，所以苹果对于腹胀等有不错的疗效。现在还常常将苹果汤剂用于妇科腹部手术后腹胀的医治。

　　豆蔻是多年生常绿草本植物，高丈许，外形像芭蕉，叶大，披针形，花淡黄色，可用于化湿消痞、行气温中、开胃消食等，可用于湿温初起，胸闷不饥，

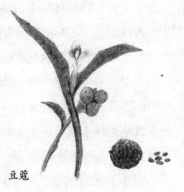

豆蔻

胸腹胀痛，食积不消等症。豆蔻有白豆蔻、草豆蔻之分。草果配白豆蔻，二药相使配对，各取所长，具有较强的化湿醒脾、暖胃散寒、行气止痛、调中止呕作用；苹果配草豆蔻煲乌骨鸡则可温中健胃，适用于虚寒妊娠腹痛。

乌骨鸡前面我们也已有详细介绍，营养丰富，适宜孕妇滋补。下面就让我们来看看这道菜的具体做法。

材料：乌骨鸡500克，草果5克，草豆蔻5克，盐2克，味精1克。

制法：将乌骨鸡宰杀洗净；草果、草豆蔻放入乌骨鸡腹内，然后包好切口，加水煮沸，放入盐、味精即可。

功效：此菜可滋补孕妇身体，并有效缓解孕妇腹胀等症。

苹果和乌骨鸡的食用禁忌我们在前面已经介绍过，需要注意的是，草豆蔻味辛，性温，无寒湿者慎服，且阴虚血少、津液不足者忌服。

2.青椒肚片，减腹胀增营养

孕期最大的特征就应该是慢慢隆起的腹部，预示着一个胎儿在被孕育，但也带给母体很多特殊的感觉。其中逐渐隆起的腹部会产生一些腹部不适的感觉，主要由以下几种原因引起：首先是由于子宫在逐渐变大，羊水体积变化，胎儿成长导致子宫压迫到其他腹内器官，有可能会使体内器官移位而导致被拉扯，产生疼痛感。其次是由于怀孕时有大量的血流进入子宫，将母体的养分输送给胎儿，会导致腹部由于血流效应而产生不适或胀痛。还有由于激素引起的便秘等现象，也容易导致腹部胀痛。

特别要注意区分这是普通的正常反应，还是其他引起的腹胀、腹痛。因为有时它只不过是子宫肌肉收缩运动的结果，但有时也是发生流产或早产的前兆。正常的腹胀疼痛感比较弱，在短时间内能自然缓解，没有什么其他附加症状。但是如果腹胀一直不停，或是腹痛比较激烈，则有可能是由于某种病症刺激了子宫造成的，此时就应该去医院进行检查。

对于一般的腹胀，我们可以通过饮食调理来治疗。这里就为大家介绍一款青椒肚片。

　　材料：青椒400克，熟猪肚150克，蒜片10克，料酒12克，精盐2克，醋2克，湿淀粉10克，汤25克，植物油20克。

　　制法：将猪肚、青椒均切成片。肚片下入加有醋的沸水锅中焯透捞出；锅内放油烧热，下入蒜片炝香，下入青椒煸炒；再下入肚片、料酒、精盐、汤炒匀至熟，用湿淀粉勾芡，出锅装盘即成。

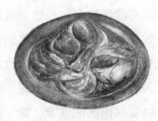

猪肚

　　功效：猪肚含蛋白质多、脂肪少，还含有维生素B$_1$、维生素B$_2$、叶酸等，能益胃健脾，补虚。青椒含有大量维生素，尤以维生素C的含量丰富，且能刺激唾液分泌，增加胃肠蠕动，帮助消化，可防治腹胀。二者在此组合同烹成菜，可为孕妇提供丰富的营养素，同时对孕妇腹胀现象有防治作用。

　　需要注意的是，青椒不宜一次吃得过多，而且辣味太重容易引发痔疮、疥疮等炎症，故辣的青椒要少吃，溃疡、食道炎、咳喘、咽喉肿痛、痔疮患者也应少食青椒；猪肚不宜储藏，应随买随食，而且猪肚不宜与莲子同食，易中毒。

3.治疗腹胀要注意

　　避免孕期腹胀的预防措施有很多，如保持适当的运动，良好的心态等，在饮食上则要注意：

　　（1）避免多吃产气的食物

　　胀气情况严重时，应避免吃易产气的食物，如豆类及其制品、油炸食品、马铃薯等，太甜、太酸的食物以及辛辣刺激的食物也不宜吃，汽水、可乐、啤酒等碳酸饮料也应尽量避免。

　　（2）多喝温开水

　　孕妇每天至少要喝1500毫升的水，充足的水分可以促进排便。如果大便长期累积在大肠内，腹胀情况会更加严重。每天早上起床后可以先补充一大杯温开水，有促进排便的功效。

（3）少量多餐

准妈妈在已经感到腹胀的情况下，如果仍进食大量食物，就会增加肠胃的负担，使腹胀情况更加严重。专家建议，有腹胀问题的准妈妈可采用少量多餐的进食原则，将每日三餐的习惯，改为一天吃五到六餐，减少每餐的分量，每次吃饭的时候都不要吃得太饱，可有效减轻腹部饱胀的感觉。除了适当控制蛋白质和脂肪的摄入量之外，在烹调时添加一些大蒜和姜片，也可以减少腹内气体的产生。

（4）细嚼慢咽

吃东西时应细嚼慢咽，进食时不要说话，避免用吸管吸吮饮料，不要常常含着酸梅或咀嚼口香糖等，注意这些小细节，也可避免过多气体进入消化道。

此外，食用一些具有减缓腹胀作用的食物也是饮食调养的重要组成之一，一些"小菜"也可以起到很好地减缓孕期腹胀的作用。下面就为大家介绍两款食物。

（1）芝麻肉蛋卷

材料：猪里脊肉150克，鸡蛋3个，白芝麻20克，精盐、酱油、葱、姜、面粉糊、淀粉、熟猪油、料酒适量。

制法：先把葱、姜洗净并切成碎末，再将里脊肉剁成肉泥放在碗里，加入葱末、姜末、精盐、料酒、酱油、鸡蛋1个，搅匀上劲成里脊肉馅；再把其余的2个鸡蛋打散在小碗里，加上水淀粉、精盐，放进锅里摊成3张蛋皮；把蛋皮放在案上铺开，把里脊肉馅放在上面，卷成条形蛋皮肉卷后封口，外面抹上面糊并蘸上芝麻；锅里放入猪油烧至六成热，投入蛋皮肉卷炸至金黄色捞出，切成段块即可食用。

功效：此品可健脾胃，助消化，补充蛋白质，减轻腹胀。

（2）卤鲜口蘑

材料：准备新鲜口蘑300克，鸡汤50克，橄榄油10克，酱油5

克，白糖5克，料酒、精盐、葱、姜、水淀粉适量。

制法：先将口蘑清洗干净，再切成片；将葱洗净切段，姜洗净切块并拍裂；在锅里放油，烧热后放葱末、姜块爆香，再放入酱油、料酒，加入鸡汤、精盐、白糖；烧开后放入口蘑以小火烧3～4分钟，改用旺火收汁，并放入些许水淀粉，匀后盛出即可。

功效：此菜口味鲜美，养胃消食，富含各种微量元素，有益于消除腹胀不适。需要注意的是，肾脏病人不宜吃口蘑。

孕期尿频

1. 莲子大枣芡实煲香芋，大补解尿频

排尿次数过多都可称为尿频。一般每天白天成人的排尿次数在4～5次，夜间在0～2次。如果明显超过该次数就可理解为尿频。孕妇在怀孕期极容易出现尿频症状，这主要是因为子宫压迫到膀胱，容易使之产生尿意。

中医认为，尿频的人，尿量正常属于淋证；而伴随着尿量增多的，属于消渴。前者是由于膀胱湿热、脾肾虚亏、肝郁气滞等造成的；后者是由于肺肾阴虚燥热引起的。而孕妇多是由于子宫压迫到膀胱产生，所以不用太忧虑。但如果出现尿血、尿痛等症状，有可能为细菌感染，就要去医院诊治了。

在怀孕的不同时期，尿频的程度也会不同，这主要是子宫位置的原因。怀孕的前3个月，准妈妈们特别容易感到尿频，到了孕期的第4个月，由于子宫出了骨盆腔进入腹腔中，因此症状就会慢慢地减缓。但是，进入怀孕后期，大约38周，由于胎头下降，使得子宫再次重回骨盆腔内，尿频的症状又变得较明显，甚至有时会发生漏尿。所以孕妇要知道尿频是孕期很正常的生理现象，平常不要因为尿频而少喝

水，尤其不能憋尿。

但这不表示孕期尿频就可以不加重视，尿频毕竟会给孕期妈妈带来很多不便，因此需要在饮食及生活习惯等方面加以调理才行。在饮食方面，主要禁食油腻辛辣的刺激食物，而且需要少盐、少糖，特别是高蛋白的食物也要适量，而且孕妇要保证营养均衡，多食入一些蔬菜水果。脾肾虚、胃消化能力差的，则可吃一些清补类的食物。

下面就为大家介绍一款可以缓解孕期尿频的莲子大枣芡实煲香芋。

材料：莲子20克，大枣20克，芡实5克，香芋300克，清汤1200克，油500克，盐5克，鸡精3克，糖1克，胡椒粉1克。

制法：莲子、大枣、芡实分别洗净待用，香芋去皮切块；净锅上火，放入油将芋头炸脆；净锅上火，放入清汤、莲子、香芋、大枣、芡实，大火烧开转小火炖45分钟左右，调味即成。

功效：本品既可以缓解孕妇孕期尿频的问题，也能从多方面补益孕妇，效果颇佳。

莲子清心降火、补脾止泻，安神补心，对尿频也有较高的功效；大枣乃"五果"之一，具有补中益气、养血安神、健脾和胃的功效，是滋补阴虚的良药；芡实则可益肾固精、补脾止泻、祛湿止带；香芋则有散积理气、解毒补脾、清热镇咳等功效。

需要注意的是，腹部胀满与大便燥结者忌食莲子，气瘀腹胀、溺赤便秘、外感初起或病后热未尽之时也忌用莲子；凡有湿痰、积滞，齿病、虫病者，均不宜食大枣；芡实不宜多吃，且凡是外感前后，疟痢疳痔，气郁痞胀，溺赤便秘，食不运化及新产后都忌食芡实；有痰、过敏性体质以及糖尿病患者应少食香芋，同时食滞胃痛、肠胃湿热者也忌食香芋。

2.西红柿土豆牛尾汤，营养丰富促健康

很多食物都有缓解孕期尿频的功效，下面就再为大家介绍一款美

味的西红柿土豆牛尾汤。我们先来看看这道膳食的组成。

西红柿又名番茄、洋柿子。在《本草纲目》中记载其性微寒，味甘酸，有生津止渴、健胃消食、凉血平肝、清热解毒、降低血压的功效，对高血压、肾脏病人有良好的辅助治疗作用。

相传西红柿最早生长在南美洲，因色彩娇艳，人们对它十分警惕，视为"狐狸的果实"，又称狼桃，只供观赏，不敢品尝。现在它已是不少人餐桌上的美味，含有丰富的胡萝卜素、维生素C和B族维生素，尤其是维生素P的含量居蔬菜之冠，对身体健康十分有益，西红柿还含有一种叫果胶的食物纤维，有预防便秘的作用。

土豆是一种粮食兼用型的蔬菜，与稻、麦、玉米、高粱一起被称为"全球五大农作物"，它营养成分齐全，而且易为人体消化吸收。中医则认为，马铃薯性味平甘，具有和胃调中、益气健脾、强身益肾、消炎、活血消肿等功效。

牛尾是牛身上诸多"宝贝"中的一个，也是牛身上活动最频繁的部位，所以它的肉味最为鲜美。中医认为，牛尾性味甘平，富含胶质、多筋骨少膏脂，能益血气、补精髓、强体魄、滋容颜。现代营养学也因其低脂肪高蛋白，富含多种营养物质，而视其为健康营养食品。

将这三者合用，加上富含丰富维生素A的胡萝卜，使得这款膳食功效颇多，十分有益健康，下面我们就来看看它的做法。

材料：牛尾800克，胡萝卜300克，土豆（黄皮）400克，番茄300克，洋葱（白皮）60克，姜5克，盐3克，白砂糖5克，酱油5克。

制法：将牛尾刮去皮毛，洗净切件。土豆、胡萝卜去皮，切件。番茄、洋葱洗净，切开。把适量清水煲滚，放入牛尾煲2小时。将胡萝卜、姜加入煲牛尾的锅中，再煲半小时。再将土豆放入煲至土豆发稔。最后放入番茄、洋葱，煲滚15分钟。将煲好的汤用盐、糖、生抽调味即成。

功效：此汤主要有补肾强骨的作用，还能提供丰富的番茄红素和胡萝卜素，有补肾虚、缓解尿频的功效。

需要注意的是，凡脾胃虚寒者及月经期间的妇女皆忌食生西红柿，风湿性关节炎、急性肠炎、菌痢患者及溃疡期病人均不宜食用西红柿；糖尿病患者不宜多食胡萝卜。

3.防止尿频的虾米菠菜粥

虾米又称海米、金钩、开洋等，是用鹰爪虾、脊尾白虾、和周氏新对虾等加工而成的熟干品。虾米是著名的海产品，有较高的营养价值。清末民初，民间还将其收作"海八珍"之一。

虾米营养丰富，据测定，每100克虾米含蛋白质58.1克，脂肪2.1克，糖类4.6克，钙577毫克，磷614毫克，铁13.1毫克，还有多种维生素等。而虾米最有营养价值的成分其实是虾皮和虾仁上红颜色的成分，名叫虾青素，是迄今为止发现的最强抗氧化剂。

菠菜我们在前面已经提到，是补铁补血的上佳蔬菜。将虾米与菠菜结合，做成美味的粥食，对补益孕妇身体、防止孕期尿频都有不错的效果。下面就为大家介绍一下它的做法。

材料：虾米20克，菠菜50克，米150克，盐适量。

制法：将米洗净，虾米泡水，菠菜洗净焯烫后切段；锅中加适量水煮沸，放入米和虾米一起熬煮成粥，待粥熟后再放入菠菜略煮，最后加适量盐调味即可。

功效：菠菜润肠滋阴，虾米可补肾，粥补脾养胃，补血益气，能从根本上固本培元，缓解尿频症状。

除此之外，虾米还可以单独做成虾片粥，也有不错的止尿频的功效。

材料：大米100克，大对虾200克，水600克，花生油、酱油、葱花各15克，料酒、淀粉各10克，盐、白糖各5克，胡椒面2克。

制法：将大米淘洗干净，放入盆内，加盐拌匀；将大虾去壳并挑出沙肠洗净，切成薄片，盛入碗内，放入淀粉、花生油、料酒、酱油、白糖和少许盐，拌匀上浆；锅内放水烧开，倒入大米，开后小火煮40~50分钟，放入浆好的虾肉片，用旺火烧滚，食用时撒上葱花、胡椒面即可。

功效：对虾含钙丰富，并具有补肾益气、健身壮力的作用，孕妇常食可补充钙的需求，除了补肾健体，还能缓解尿频的症状。

需要注意的是，宿疾者、正值上火之时者、患过敏性鼻炎、支气管炎、反复发作性过敏性皮炎的老年人及患有皮肤疥癣者忌食虾米。

孕期失眠

1.清心安神的绿豆百合粥

孕期内孕妇需要很好的休息，但是由于身体情况比较特殊，所以常常会出现失眠的现象。孕期失眠的原因可能是心理上的压力，也可能是激素变化或者是抽筋、尿频等其他原因引起。

第一个原因是，孕妇在孕期激素上的变化会导致情绪变化。在怀孕期间造成影响的两种主要激素是雌激素和黄体素，它们可能会使得孕妇的情绪产生较大的高低起伏，对于压力的耐受性也下降。而如果压力过大，就很容易引起孕妇心态变化，失眠就成了常常会产生的状况。

孕妇在孕期会出现尿频的症状，这是比较正常的现象。但是频繁起夜就会影响睡眠质量，特别是睡眠较轻的女性更容易因此而失眠。针对这种情况，孕妇最好不要在睡前喝过多的水，而且在饮食上注意不要吃辛辣刺激的食物。

造成孕妇睡眠不佳的另一个原因就是半夜抽筋。由于夜晚血流慢，而且钙质分布不均，容易导致小腿抽筋。而且孕妇晚上睡姿如果不好，容易压迫血管，导致局部缺氧而发生抽筋。由于胎儿生长发育都需要大量钙质，所以母体需要特别补充足量的钙质，以防止体内钙质流失。

针对各种原因引发的孕期失眠，孕妇除了要放松心态、平静心情外，也可以试着在晚上睡觉之前听听轻音乐，或者喝一杯牛奶来平缓情绪。除了睡前的这些举措，我们还可以在平时的饮食上加以调理。我们知道，有很多可以安心宁神的食物，下面就为大家介绍一款可有效缓解孕期失眠的绿豆百合粥。

百合的营养价值也颇高。中医认为，百合味甘，微苦，性微寒，有润肺止咳、清心安神、补中益气的功效，能治肺痨久咳、咳痰、虚烦、惊悸、神志恍惚、脚气、水肿等症。

将百合与绿豆一起煮粥，对于清心宁神、缓解失眠有很好的效果，下面就为大家介绍一下它的做法。

材料：绿豆100克，百合50克，大米100克，红糖适量。

制法：将绿豆淘洗干净，百合洗净，用清水浸泡，大米淘洗干净；锅内加水烧沸，放入绿豆和大米同煮，待绿豆将熟时放入百合煮至熟稠。食用时放入红糖即可。

功效：此粥可安神清心，改善失眠多梦等现象。

需要注意的是，百合性寒黏腻，脾胃虚寒、湿浊内阻者不宜多食。

2.枸杞叶芹菜粥，静心神治失眠

除了百合、莲子等这些最常被提起的安神食物外，其实我们生活中还有很多可以清心安神、治疗失眠的食物，芹菜就是其中之一。

芹菜为伞形科草本植物旱芹或水芹的茎叶，是人们常食的蔬菜之一。《本草纲目》中记载，芹菜性凉，味甘、苦，具有清热、平肝、健脾、利尿、降血压、降血脂、提神醒脑等功能。近年来诸多研究也表明，芹菜是一种具有很高药用价值的植物。

芹菜含有丰富的维生素 B_1、维生素 B_2、维生素C以及钙、铁、磷等，还有一些特有的具有神奇效果的营养成分。芹菜中的芹菜素和芹菜苷具有降血压、降血脂和降血清胆固醇的作用；芹菜含有较多的膳食纤维，可促进肠蠕动，有利于润肠通便；芹菜所含的芹菜苷、佛手苷内脂、挥发油等，能够健脾胃，增食欲，并有利尿作用；芹菜中还含有多种抗癌化合物，如酞酸、聚乙炔、香豆素、D-柠烯等，具有很好的防癌作用。

对孕期失眠的准妈妈们来说，芹菜可分离出一种碱性成分，有很好的镇静作用，可起安神、除烦的功效。因此，孕期妈妈们可适当吃些芹菜，以达到安神、除烦、预防失眠的功效。

枸杞叶富含甜菜碱、芦丁以及多种氨基酸和微量元素等，具有养肝明目、安神的保健作用，与芹菜一起使用，可增加芹菜的补益效果。下面我们就来看看这道枸杞叶芹菜粥的具体做法。

材料：粳米75克，枸杞叶30克，芹菜60克，盐2克。

制法：将新鲜芹菜洗净切碎；枸杞叶洗净、切碎；将粳米放入砂锅内，加水适量，煮成粥，再将芹菜、枸杞叶放入略煮片刻，加盐调味即成。

功效：此粥可镇定心神，有效防治失眠。

需要注意的是，血虚病人忌食芹菜，而且芹菜不能和苋菜、鳖同时食用，食之容易中毒。

第四节
产后进补，给新妈妈们的贴心建议

补充能量最重要

1.百合粳米鸡，为产后增气力

许多人在产后都很注意营养，因为对于刚经历过生产的新妈妈而言，产后补充能量是最重要的事情。不过，在产后吃大量的滋补品，这种做法并不科学。在产后1~2天最好吃些清淡易消化的食物，以后再逐渐增加含有丰富蛋白质、碳水化合物及适量脂肪的食物，如奶、蛋、鸡、鱼、瘦肉、排骨汤及豆制品等。产妇每天需要的热量约为3000千卡，其中应包括蛋白质100~200克，钙质2克，铁15毫克。如果产孕妇每日能吃主食500克，肉类或鱼类150~200克，鸡蛋3~6个，豆制品100克，豆浆或牛奶250~500克，新鲜蔬菜500克，每顿饭后吃水果1个（苹果、橘子、香蕉都可以），基本上就可满足哺乳期的营养需要。

从基础能量的供给角度看，鸡肉是孕后首选。

中医认为，鸡肉有温中补气、补虚填精、益五脏、健脾胃、活血脉以及强筋骨的功效。鸡肉营养比较高，而且很容易被人体吸收利用，所以适合产后体质虚弱的新妈妈增强体力、强壮身体。平常不管是在电视中还是在真正的生活中，大家也会发现家中的老人总喜欢用鸡炖汤，给家中体虚之人食用。

母鸡肉尤其适合病后或者产后体弱身虚者食用，公鸡肉则有益于肾虚阳痿者服用。还有一种乌骨鸡肉，它既是营养珍品，又是传统中药，单用或配制复方，可补气血，调阴阳，养阴清热，调经健脾，补肾固精，常用于身体康复时使用。

这里为大家介绍一款百合粳米鸡。

材料：仔母鸡1只，百合60克，粳米200克。

制法：先将上二味装入鸡腹，缝合；加姜、椒、盐、酱油少许，用水煮熟。再开腹取百合、粳米做饭，并饮汤吃肉。

功效：此方取母鸡益阴血、补气益脾；百合久蒸能益脾养心；粳米益胃气。可用于产后虚羸少气，心悸，头昏，少食等。

鸡肉一般人群均可食用，不过需要注意的是，鸡屁股是淋巴最为集中的地方，也是储存病菌、病毒和致癌物的仓库，应弃掉不要。鸡肉性温热，感冒发热、内火偏旺、痰湿偏重之人，肥胖症、患有热毒疖肿之人，高血压、血脂偏高、胆囊炎、胆石症的人忌食鸡肉。鸡肉性温，助火，肝阳上亢及口腔糜烂、皮肤疖肿、大便秘结者不宜食用鸡肉。

2.姜归羊肉，应对产后腹痛、虚劳

提到羊肉，很多人会想到陕西的特色小吃——羊肉泡馍。其实，关于这一小吃还有一个故事。相传，赵匡胤早年贫困潦倒，流落于长安街头。一日，他饥寒交迫，求羊肉铺施舍一碗滚烫的羊肉汤泡馍，吃后精神百倍，饥寒全消。十年后，赵匡胤已是宋朝的开国皇帝。一次，他出巡长安，又来到这家羊肉铺，命店主做一碗羊肉汤泡馍。店主连忙让妻子烙饼掰碎，精心配好调料，浇上汤又煮了煮，还放上几大片羊肉端上。没想到皇帝吃后大加赞赏，当即给店主赏银百两。此事很快传遍长安，来吃这种羊肉汤泡馍的人越来越多。由于生意兴隆，店小二来不及给客人掰馍，于是改为客人自己掰馍，此法一直流传至今。

现在，羊肉仍然是我国人民食用的主要肉类之一，其肉质细嫩，脂肪及胆固醇的含量都比猪肉和牛肉低，并且具有丰富的营养价值。因此，它不但是普通人群的进补佳品，还很适合产后的新妈妈食用，在此为大家推荐一款姜归羊肉。

材料：羊肉1斤，当归3钱，生姜1段，盐1小匙，米酒30毫升。

制法：先将羊肉放入沸水中焯烫几分钟，捞起，冲洗干净，备用；生姜洗净后，用刀背拍裂，切成小段；将羊肉、生姜、当归一起放到砂锅中，加水到盖过锅里所有的材料为宜，先用大火煮开，之后转成小火继续炖上40分钟。在起锅前加适量的盐和米酒调味即可食用。

功效：《本草纲目》中记载，羊肉"性温，味甘；益气补虚"。中医认为，羊肉具有补虚祛寒、温补气血、补益产妇、通乳治带的功效。在这款药膳中，当归、生姜、羊肉三者的搭配可以说是女人产后补益的圣品，对于新妈妈出现产后腹痛，虚劳引起的体力不足等症，都能发挥补血温中、驱寒保暖、镇静止痛的作用，并能帮助新妈妈较快恢复体力，所以姜归羊肉也是坐月子的重要辅助汤品。除了有助于产后复原之外，这款药膳对月经失调、性冷感、血虚体弱等症也有一定效果。

需要注意的是，羊肉属大热之品，故夏秋季节气候热燥，不宜多吃。另有发热、牙痛、口舌生疮、咳吐黄痰等上火症状的新妈妈也应该少吃羊肉，以免加重病情。还有些人不喜欢羊肉的膻味，所以吃羊肉时喜欢配食醋作为调味品，其实这种吃法不科学。羊肉与食醋搭配会削弱两者的食疗作用，还会产生对人体有害的物质。

3.清淡菜品，夏季清凉进补

炎热的夏天是很多新妈妈比较煎熬的季节，因为新妈妈在分娩后，由于血气的亏虚，不允许吃那些生冷或寒凉的食物，这对于在夏季坐月子的产妇而言有很多不便。另外，在坐月子的时候，新妈妈尤其不能贪凉，更不能开空调、吃冷饮。

那么，在炎炎夏日新妈妈该如何进补呢？我们知道，夏天人的胃口常常不好，新妈妈也是如此，所以清爽可口、健脾开胃的食物就比较适合坐月子的新妈妈食用了。下面推荐一些适合新妈妈在夏季清凉进补的食谱。

（1）紫苋菜粥

材料：紫苋菜1把，糯米60克。

制法：先将苋菜清洗干净后，用水煎汁备用，之后取苋菜汁液，同糯米一起煮，直到米熟烂即可。

功效：紫苋菜富含丰富的营养物质，不仅膳食纤维丰富，而且还含有钙、铁等矿物质。紫苋菜同糯米共同熬制的粥，味道鲜美，而且特别能开胃补益，适合夏季食欲不振的新妈妈食用。另外，在夏季食用温粥，既不会过寒，还能养胃。

（2）白菜排骨汤

材料：猪排骨500克，白菜250克，香菜、盐、葱、姜等各适量。

制法：先白菜洗净，切成长方块，香菜也要洗净后切段备用；姜切片，葱切段；排骨洗净后剁成段，之后用热水焯一下；炒锅置于火上，加入植物油加热，放葱段、姜片爆香后，放入排骨急火煸炒，然后往锅里注入适量热水，用中火烧熟；最后放入白菜，快熟时，加入盐调味，小火炖烂后加香菜即可。

功效：营养全面，味道鲜美，不仅补充蛋白质，而且还有丰富的膳食纤维。

（3）清蒸乳鸽

材料：乳鸽1只，葱白1根，姜1块，水发的冬菇2个，精盐适量，味精少许，清水300毫升，熟猪油10克。

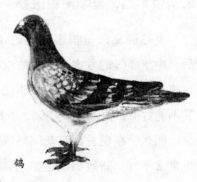

鸽

制法：先将乳鸽洗净后，放入汤碗中，均匀地撒上盐。之后在汤碗中放入葱、姜丝、冬菇和熟猪油等，加水后上蒸笼急火蒸15～20分钟。食用时去掉葱姜，加上味精即可。

功效：这道清蒸乳鸽，吃起来味道偏淡，适合夏季体质虚弱或体寒的新妈妈食用。

（4）砂仁鲫鱼汤

材料：砂仁3克，鲫鱼150克，生姜、葱、食盐各适量。

制法：先将鲫鱼去鳞、鳃及内脏后洗净，将砂仁放进鱼腹中，之后鱼放入砂锅内，加水适量，先用大火烧开，之后小火慢炖，最后加入生姜、葱、食盐即可。

功效：这样做出来的鱼比较清淡，味道鲜美，能够帮助新妈妈开胃消食，还能起到很好的补益作用。

上面的这四道菜口味虽然比较清淡，但是营养丰富，适合新妈妈在夏日食欲不振时食用。夏季除了选择一些营养可口的菜，同时还要注意一些饮食禁忌。前面我们提到过新妈妈不宜吃生冷之物，也要注意区分夏季可以吃的水果。寒性的水果和蔬菜要适量食用，尤其是那些体质本来就是寒性或者比较虚弱的新妈妈，一定要避免食用。不然会刺激到新妈妈本就比较虚弱的脾胃，不仅没有降暑还会引起肠胃的不适。

4.本草甜品，产后要巧吃

新妈妈在生完小宝宝后常常需要补充高能量的食物，在添加辅食方面，甜食往往被排在了首位。不过，究竟什么样的甜食才有利于产妇身体恢复，有助于产妇泌乳，什么样的甜食产妇不宜多吃，这还是需要仔细区分的。

甜食分类有很多，主要为糖类，此外还包括蛋糕、饼干、糖果汁等，不过由于很多的食品在加工时处理得太精细，致使食品中维生素和矿物质等营养物质大量流失，而只剩下高糖物质。新妈妈吃了后不仅容易发胖，而且会影响到血糖的浓度，对新妈妈产后的恢复造成不良影响。因此，产妇虽然需要甜食来补充高能量，但要忌吃一些高糖营养少的方便食物。当然，如果甜食经过合理的加工，还是很适宜当作产妇的辅食。

下面就介绍几种美味甜食的做法，新妈妈可以参考一下。

（1）雪耳炖木瓜

材料：雪耳25克，木瓜一个，北杏15克，南杏20克，冰糖适量。

制法：先用清水将雪耳浸透发开，木瓜去皮和子后，切成小块，南、北杏也要去皮。将所有材料一起放入炖盅内，加上适量的冰糖及滚开水，最后盖上炖盅盖，放入锅内，隔水炖至材料入味，就可以食用。

功效：这款雪耳炖木瓜，具有清肺止咳、滋阴养颜的功用，适合新妈妈在夏天食用。

（2）百合红枣银杏羹

材料：百合50克，红枣10枚，白果50克，牛肉300克，生姜两片，盐少许。

制法：将新鲜的牛肉用滚水洗净后，切薄片；白果去壳后，用水浸去外层的薄膜；百合、红枣和生姜洗净，红枣去核，生姜去皮；炖盅内加入适量清水，烧开后放入百合、红枣、白果和生姜片，先用中火煲至百合将熟时，加入牛肉，然后继续煲至牛肉熟，最后加少许盐即可食用。

功效：这款百合红枣银杏羹，具有安神补心、养血滋阴的功效，适合那些心烦、失眠的新妈妈食用。

（3）山楂红糖饮

材料：大个、肉多的新鲜山楂30克，红糖30克。

制法：先将山楂清洗干净，之后切成薄片后备用。将锅置于火上，加入适量的清水，放入山楂片，大火熬煮到烂熟。最后加入红糖稍微煮一下，出锅后即可食用。

功效：山楂具有活血散瘀的作用，而红糖能够补血活血，养胃助消化，这款山楂红糖饮适合产后恶露不净者食用。

（4）小米红枣粥

材料：小米100克，圆糯米、玉米碎粒各25克，红枣10颗，蜂蜜适量。

制法：将小米、玉米碎和红枣分别洗净备用，圆糯米洗净后用水浸泡1小时。将小米、玉米碎装在碗中，加入适量的清水，放入蒸锅中蒸熟；将锅置于火上，放入清水和圆糯米，大火煮沸后转成小火，最后放入蒸熟的小米和玉米碎、红枣，熬煮成黏稠状，离火晾至稍凉，加入适量的蜂蜜调味即可。

功效：小米具有补中益气的作用，非常容易消化，红枣具有补血养血的作用，适合产后食用。

本草饮食帮忙催乳

1.阿胶桃仁大枣羹，催乳第一选

现在提倡母乳喂养，很多女性都已经知道母乳对于宝宝的重要性，大部分的新妈妈也愿意为自己的宝宝哺乳，可是很多年轻的妈妈却因为种种原因面临着产后母乳不足的问题。有的准妈妈为了能够通乳，可以说用尽了一切办法，喝鸡汤、鱼汤、鸽子汤、甲鱼汤，不过这些在别人身上很有效的通乳汤，用到自己身上未必就适用。

这其实就涉及了中医的"辨证论治"思想。中医认为，产妇乳汁不足的原因很多，但主要有气血虚弱、肝郁气质、痰湿阻滞等。原因不同，治疗的方法也不同。乳汁乃气血所化，如果本身产妇元气虚弱，营养不足，乳汁就会短少。

现实生活中的女性由于生理因素，多数人都气血虚弱，如果恰好在冬日生产，因为天气的原因，出现产后缺乳的概率就会增加。而且有的女人本身体质就弱，在生产时如果失血过多或操劳过度，都会造成乳汁的不足。她们的面色通常呈苍白或萎黄色，食欲不振，一副疲倦乏力的模样。对于这种冬日的产妇缺乳现象，平时可以服用阿胶桃仁大枣羹来调理。

准备阿胶250克，大枣1000克，核桃、冰糖各500克。先将核桃去皮留仁，捣烂备用；再将大枣洗净，加适量水放入锅内煮烂，滤去皮核，置入锅中，加冰糖、核桃仁用文火同炖；最后将阿胶放入碗中蒸化后，倒入炖大枣、核桃仁的锅内，共同熬煮成羹即可。

冬天生完孩子的产妇可以在每天清晨服用2~3汤匙，对于催乳有不错的食疗作用。当然，其他季节生产的产妇也可以食用。

为什么阿胶桃仁大枣羹能够起到催乳的作用呢？这与它的几个食材脱不开关系。

首先来看阿胶，阿胶是被很多人所熟知的补血良品。在《本草纲目》中它被誉为"补血圣药"；大枣也具有补血的功效，将阿胶同大枣一起做成的羹，能够通过补血达到催乳的功效；核桃也有补血作用。

《本草纲目》中记载：核桃仁有"补气养血，润燥化痰，益命门，利三焦，温肺润肠，治虚寒喘咳，腰脚重疼，心腹疝痛，血痢肠风"的功效。尤其是那些因为阳虚而在冬日手脚冰凉的女性，吃核桃有很好的调理作用。若核桃能与阿胶、核桃同时使用，三者补养气血的功用就更强大了，冬季食用能温暖女性的身心，起到补血催乳的作用，另外这款羹还是女性的美容佳品。

2.通乳奇方：茭白泥鳅豆腐羹

茭白俗称茭瓜、茭笋、蒿巴、茭白子，是我国特有的水生蔬菜，盛产于江南水乡。在很久很久以前，它还有个更美的名字叫"菰"，有种茕茕孑立的感觉。《礼记》中所记载的"食蜗醢而菰羹"说的就是用菰米做饭，也就是茭白所结的子。当时的菰米和稻米齐名，属于六谷之一。著名诗人杜甫在诗中对它有过这样的赞颂："秋菰为黑穗，精凿成白粲。"后来突然有人发现被黑穗菌感染的茭白不结子了，那过分膨胀的茎却变得更加鲜嫩甜美，于是茭白慢慢地从一种粮食变成了蔬菜，而六谷也就剩下"五谷"了。

《本草拾遗》记载茭白可以"去烦热，止渴，除目黄，利大小便，止热痢，解酒毒"。作为药食同源的蔬菜，茭白还对产后女性的缺乳和乳汁不下有着不错的功用。传说武则天在生下孩子后，也面临着乳汁不足的问题，而且当时她还出现了大便秘结、口腔溃疡等症。有了问题就需要看病吃药，武则天害怕吃那些苦药。当时一位对食疗造诣很深的学者就献出了一张食疗处方——茭白泥鳅豆腐羹加醋调服，结果竟奏奇效。

这道羹的做法很简单，需要准备泥鳅，先将它放入盆中养1~2天吐出泥沙后，取出与玉米须和茭白、豆腐一起放入砂锅中，并加入适量的清水煎煮。等煮熟烂之后，加入醋、盐等调味服用，每天一次。

由于茭白性冷，如果产妇本身属于脾胃虚寒、大便不实者，不宜多食。另外茭白含有的难溶性草酸钙较多，所以尿路结石的患者也应注意不要吃得太多。利用茭白制作的通乳方还有很多，下面再为大家介绍另外一种食疗方——茭白通草猪脚汤。

材料：茭白100克，通草15克，猪脚1只，精盐、味精各适量。

制法：先将茭白、通草分别清洗干净，猪脚也要洗净，并切成块状。三样食材一起放入砂锅内，加清水水适量，置于火上，先用大火煮沸后，再改用小火炖煮。最后熟透后，汤中加入适量的精盐、味精调味即可食用，每天食用两次。

现代营养学认为，茭白中含有17种人体所需的氨基酸，此外它还含有多种维生素、膳食纤维和矿物质。日本研究人员发现，茭白中含有的豆甾醇能帮助清除体内的活性氧，阻止黑色素的生成，而且它还可软化皮肤表面的角质层，使皮肤润滑细腻，具有嫩白保湿的功效。对于产后妇女而言，茭白还是不可多得的美容佳品。

3.猪蹄豆腐汤：解肝郁，补乳汁

乳汁不足的原因不仅仅是气血不足造成的，心情不好也会影响到乳汁的分泌。就有这么一位年轻妈妈，虽然年纪才25岁，但已经是两个孩子的母亲了。大的和小的都是活泼可爱的女孩儿，然而她的公婆有很严重的重男轻女思想，因此，她在生下二女儿后，婆婆对此有很大的意见，不但平时说话冷言冷语，就连炖了鸡肉，也只是给她吃些鸡脖子、鸡骨头等。

这位年轻的妈妈在受到这样的待遇后，越想越生气，每天吃不好，休息不好，宝宝的哭闹也让她越来越心烦。后来，她渐渐发现自己两肋胀痛，手脚发麻，原本正在下奶的乳房也变得又胀又硬，乳汁越来越稀少。很明显，她的乳汁不足现象是因为精神上的压抑造成的，肝气不舒，气机不畅，影响到乳房周围经络运行受阻，自然乳汁就会减少。

中医认为，治疗这种乳汁不足现象，应该以疏肝解郁为主，这样才能达到通络下乳的目的。本草食疗中有很多疏肝解郁的药膳，下面就为大家推荐一款炖猪蹄豆腐汤。

材料：一个中等大小的猪蹄，豆腐60克，黄酒30毫升，葱白2根及适量食盐。

制法：做的时候先将豆腐切成块，猪蹄也要在洗净后切成小块，葱白切断；将猪蹄、豆腐与葱根一起放入砂锅内，并加入适量的清水，用温火炖煮半个小时左右后，倒入30毫升黄酒。最后再加入适量的食盐就可以喝豆腐汤，吃猪蹄了。

猪蹄能够补血通乳，早在《名医别录》中即有"猪蹄下乳汁"的记载。《本草图经》也提到了"猪蹄行妇人乳脉。"清代医学家王孟英还认为猪蹄"能助血脉充乳汁，较肉为优。"豆腐具有益气和中、生津润燥的作用，现代营养学也发现豆腐中含有丰富的蛋白质以及糖类、维生素和无机盐，营养价值极高，适合产妇奶汁不足者食用；黄酒有活血行经、通乳等作用。三者相配，能够使此汤具有通乳汁、利血脉的作用，适用于因为肝郁引起的产后无奶、乳汁不通者使用。

　　吃完饭的半个小时后，可以平躺在床上，用手掌轻轻从左到右、从上到下顺时针按摩乳房，每次十几分钟也能起到辅助作用。

　　当然，食疗只是一种方式，要解决事例中那位新妈妈的问题，首先还是要保持心情舒畅。中医认为，心情不畅会影响到体内气机的运行，令行经乳房的经络受阻，出现乳汁减少的现象。现代医学也认为，泌乳和排乳受到中枢神经系统和内分泌的调节，不良情绪刺激会干扰这种调节作用，因此，新妈妈应力求保持轻松愉快的情绪。事例中的那位新妈妈可以先带着孩子回娘家住一段时间，离开令人烦心的环境，心情会慢慢变好，乳汁分泌也会逐渐恢复正常。

4. 漏芦散加味，调治痰湿阻滞的缺乳

　　有的女性虽然身材较胖，乳房也不小，可是在生完孩子后乳汁分泌很少，而且乳汁稀薄，看上去没什么营养。这是什么原因造成的？中医认为胖人多痰湿，很多女性在生完孩子后会发现自己的体重增加了很多，乳房也因为生育变得丰满，但就是没有乳汁，这实际上属于痰湿壅阻造成的。

　　女性在怀孕期间为了腹中宝宝的健康，都会吃很多营养丰富的食物。但有时过多

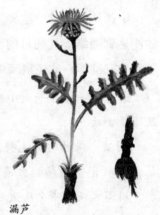

漏芦

食用油腻滋补食物或补药，反而会损伤到脾胃，导致气机不畅、产后缺乳。对于这种原因造成的缺乳，在调治时应该以健脾化痰为主。有的医生会开漏芦散加味来通乳，具体做法如下。

材料：半夏、茯苓、陈皮、当归、瓜蒌、当归、厚朴各15克，漏芦10克，桔梗、王不留行各12克，薏苡仁30克，穿山甲8克。

制法：将所有的药材都放入砂锅中，加三碗清水最后煮成一碗水，趁热喝下去，每日一次。

漏芦在《本草纲目》中被列为上品，文中这样说："漏芦下乳汁，消热毒，排脓止血，生肌杀虫"。《本草纲目》中讲到产后下乳汁时，认为"王不留行，通血脉，下乳汁之神品"。此外，其他的几个药方也都有辅助通乳的作用，对于因为痰湿阻滞造成的乳汁不通或缺乳有不错的功效。有缺乳现象而体形又较胖的新妈妈最好请医生为自己诊断下，如果对症，不妨试试漏芦加味散。

产妇在生产后要让宝宝尽早与自己亲密接触，即便没有乳汁也要多让孩子吸乳头，这样有助于刺激母乳分泌的增多。而且由于宝宝的吸吮能力很强，因此可以通过吃奶这种方式来帮助新妈妈疏通乳腺管，使乳汁排得更加顺畅。

另外，在用漏芦散调养身体的时候，也要注意饮食上的保健。即便体形变胖也不能在此时盲目减肥。产后会出很多汗，又会分泌乳汁，身体经常处于缺水的状态。因此，胖妈妈应该在产后及时喝一些骨头汤，快速为身体补水。骨头汤的味道鲜美，能够刺激人的食欲，而且骨头汤能为新妈妈补充人体容易吸收的蛋白质、维生素和钙质，可以增加乳汁的分泌。

5.通草通胃经，催乳作用强

通草是很多人都知道的下奶药物，它有清热利尿、下乳的作用。许多新妈妈产后出现的乳汁不足甚至是根本不下奶的情况，都可以通过通草来达到催乳的效果。通草是旌节花科植物通条及其同属的数种植物的茎髓，一般为白色细条状物，在中药房就能轻松购买到。

《本草纲目》在谈到通草时，认为它"色白而气寒，味淡而体轻，故入太阴肺经，引热下降而利小便；入阳明胃经，通气上达而下乳汁；其气寒，降也，其味淡，升也。"从上面的描述能够看出，通草本身有通利的作用，它入足阳明胃经，而足阳明胃经的循行路线又恰恰经过乳房，因此通草能够通过它的上达作用起到下乳的作用。不光是通乳时用到通草，凡是遇到体内气郁不畅，导致血瘀、湿阻的问题时，都可以借助它的功效来解决问题。

下面就介绍两种用通草做成的催乳食疗方。

（1）通草催乳汤

材料：活鲫鱼一条，通草6克，黑豆芽30克，精盐适量。

制法：先把鲫鱼洗净、去鳞、去内脏，黑豆芽洗净；锅放在火上，加入适量的清水，然后放入鲫鱼炖煮15分钟后，再加入通草和黑豆芽、精盐一同煮成鲫鱼汤。食时去掉豆芽和通草，吃鱼喝汤，每天喝2次，连喝3~5天，注意别放太多盐，汤宜清淡一些。

功效：这款通草催乳汤的味道鲜美，鱼吃起来嫩滑清口。鲫鱼本身也有很好的通乳功效，可很快地下乳，通草和黑豆芽也有通乳汁的作用，它们一起煮成的汤菜，具有温中下气、利水通乳的作用。对于妇女产后乳汁不下以及水肿等症都有不错的功效。

（2）花生通草粥

材料：花生米50克，通草8克，王不留行14克，炮山甲10克，粳米50克。

制法：先将通草、王不留行、炮山甲熬水去渣留汁，再将花生米捣烂，与粳米及药汁共煮成粥。将粥煮稠后，加入适量的红糖即可食用。

这两款药膳都能帮助新妈妈达到催乳的效果，在借助药膳功用的基础上，新妈妈还要注意生活上的调养。首先，合理的饮食和丰富的营养是母亲分泌乳汁的基础，所以新妈妈要多吃富含蛋白质、脂肪及糖类的食物。其次，还要多吃新鲜的水果和蔬菜，保证能摄入充足的维生素。当然，也要多喝鱼汤和肉汤，为乳汁的分泌提供原料。

产后易患乳腺炎

1. 仙人掌、蒲公英：缓解乳腺炎

有的新妈妈在生完孩子的两天后，可能乳房就会发红发胀，出奶量很少，有时候就算请了催乳师按摩，效果也并不明显。这种情况在很多新妈妈尤其是第一次生育的女性身上很常见，医学上将这种症状称为急性乳腺炎。

产后1~4周是急性乳腺炎的多发期，由于乳汁排通不畅，淤积在乳房内，造成了细菌感染，新妈妈会出现乳房疼痛、发烧等症状。

对于急性乳腺炎，新妈妈在预防的时候，首先需要保持乳汁的畅通。产后及早开奶，让宝宝多多吮吸，如果宝宝吃不完，可用吸奶器把多余的奶水吸出。哺乳前可热敷乳房，这样能促进乳汁通畅。另外还要防止乳头破裂，准妈妈早在怀孕6个月起，就可以每天用毛巾蘸水擦洗乳头了。如果乳头被宝宝吸破了，首先应纠正含的方式，哺乳后局部用乳汁涂布于乳头或乳晕上。乳头皲裂严重时，暂时停止哺乳24~48小时，并将乳汁挤出或吸出再喂婴儿，以减轻炎症的发展，促进皲裂愈合。平时要避免对乳房的挤压，尽量穿宽松的衣服。当然，如果出现了急性乳腺炎，新妈妈也可以借助本草的作用来缓解症状。

中医认为，乳腺炎大多是肝郁胃热引起的，很多新妈妈在生了小宝宝后，大补特补，急切地想出乳汁，但是这反而会导致胃中积热，乳汁分泌不出。乳汁分泌不畅通，乳房随之就会出现局部的肿胀和疼痛，用手摸还能摸到硬块，还有可能出现发热、头痛等症。中医著作

《肘后备急方》中对于乳腺炎也有类似的描述"凡乳汁不得泄，内结名妒乳，乃急于痈。"

除了乳汁的淤积外，细菌感染也会引起乳腺炎。如果哺乳期护理不当，细菌就会从乳头的皲裂处或者破口处侵入引起感染，乳房也会因此而变形，影响母乳的喂养。因此，若想预防乳腺炎，要防止乳汁淤积和细菌的感染。

《本草纲目》中介绍的一些药草对于新妈妈的乳腺炎有不错的调理作用，仙人掌和蒲公英就是不错的选择。

（1）仙人掌2块，去刺后捣烂，加入50毫升的95%的酒精调匀后，外敷于乳房的结块处，每天敷两次。

（2）仙人掌适量，先用钳子拔去仙人掌的尖刺，捣碎后均匀地外敷于患侧乳房，然后用干净的塑料薄膜做垫衬后通过胸罩固定，穿好内衣正常工作或休息。一次外敷24小时，7天为1个疗程。

（3）新鲜仙人掌100～150克，去刺后捣成泥，加入明矾30克，与适量鸡蛋清调匀，抹于患处，外面可以用清洁的纱布覆盖固定，每天两次，直到乳房肿块消失，乳腺管通畅，无局部疼痛为止。

人们常常将仙人掌看作观赏植物，其实仙人掌也是新妈妈防治乳腺炎的良药。仙人掌在我国作为药用首载于清代赵学敏所著的《本草纲目拾遗》中。书中认为，仙人掌性寒味淡，具有行气活血、清热解毒、消肿止痛的功能。《陆川本草》载仙人掌具有"消炎解毒，排脓生肌，主治疮痈疔肿"的功效。用仙人掌外敷，能够消炎止痛，疏通瘀滞的经络，令乳汁畅通，消除肿块。

另外，也可以用蒲公英调治乳腺炎。

材料：蒲公英30克，陈皮6克，水煎服，每日一剂。

功效：适用于症状较轻者，可预防乳汁淤积。

蒲公英是一味常用的清热解毒中药，它的药用价值早已载入各种医书。根据《本草纲目》的记载，蒲公英性味甘平微苦，有清热解毒、消肿散结及催乳作用，对治疗新妈妈出现的乳腺炎效果很明显。不管是煎汁口服，还是捣成泥外敷，都有不错的效果。

新妈妈在采用仙人掌和蒲公英治疗的同时，还可以用艾灸的方法辅助治疗。具体方法是，用两根葱白捣烂后敷在患处，然后点燃艾条开始悬灸，每次灸上15分钟，每天灸两次，连续灸3天也能起到一定的作用。

2.乳腺炎不同时期的食疗方案

初期乳房胀肿触痛，乳汁淤积，局部皮肤发红，有肿块，伴有高热、口渴者，宜食用清热解毒消肿之品，如橘子、香蕉、西红柿、黄花菜、青菜、丝瓜、黄瓜、茼蒿、鲜藕、荸荠、海带等食物。食疗药膳方如下。

（1）凉拌黄花菜

材料：新鲜黄花菜200克，卤香干2块，味精、糖、盐、麻油各适量。

制法：将黄花菜择洗干净，放入沸水中焯一下，取出后过凉，并将其切成细末。然后再将卤香干切成碎末，拌入黄花菜末中，最后加入适量的糖、盐、味精，淋上麻油，搅拌均匀后即可食用。

（2）荸荠汁

材料：鲜荸荠150克，白糖20克。

制法：将鲜荸荠清洗干净后，切碎并放入榨汁机中启动机器，最后在荸荠汁中加入适量白糖搅拌均匀，即可食用，每日两次。

（3）苦瓜蛋汤

材料：苦瓜50克，鸭蛋2只，麻油、味精、精油适量。

制法：先去除苦瓜的苦味，方法是将苦瓜洗净切成薄片放入碗中，加入适量盐拌匀，5分钟后洗净即可；鸭蛋打成蛋液，备用；将锅加水，放入火上，大火煮沸后加入少许麻油、苦瓜，等水再沸腾后倒入蛋液。最后加入适量的精盐、味精、麻油调味即可食用。

有些新妈妈在急性乳腺炎的后期，乳房肿块可能会出现溃破后久不愈合的现象，还常有少量的分泌物流出，同时新妈妈伴随着气短乏力、早起懒言、面色无华的症状。这时候，新妈妈适宜食用苹果、石榴、桑葚、大枣、山药等食物。食疗药膳如下。

（1）山药扁豆粳米粥

材料：山药50克，扁豆30克，粳米100克，白糖适量。

制法：先将山药去皮清洗干净后切成块，扁豆也洗净，二者一起放入砂锅内，锅内加水浸泡20分钟。之后将锅置于火上，先用大火煮沸，再改为小火慢炖30分钟，最后加入清洗干净的粳米，用小火炖至米烂熟后。食用时可根据个人口味加入适量的白糖，每天吃两次。

（2）党参扁豆薏苡羹

材料：党参20克，扁豆50克，薏苡仁100克，白糖适量。

制法：先将党参清洗干净后切成段，放入冷水中浸泡30分钟，之后放入砂锅煮沸，改用小火煎成浓缩液，去渣取汁。用同样的方法煎取两次后，把药汁混合在一起放入砂锅，同时将扁豆和薏苡仁研成粗粉后也放入砂锅，并加入适量的清水，煮成稀羹。最后根据个人口味加入适量的白糖，搅拌均匀后即可食用。

上面分别介绍了急性乳腺炎初期和后期的饮食调理，在利用药膳调理身体的同时，新妈妈还要注意饮食宜清淡而富于营养。多食清凉之品，清除内热，以利于患乳肿块的消散。后期尤应加强营养，进食优质蛋白，促进破溃伤口的愈合。忌食生冷、辛辣、荤腥油腻及煎炸之品，以免引动内火，加重肿痛。忌食过于寒凉的食物及药物，以免寒凉败胃。

产后抑郁

1.巧用本草药茶，抵抗抑郁

产后抑郁对于新妈妈而言，早已不是个新鲜的名词了，尚在孕期的新妈妈可能会感到很纳闷：腹中的小宝宝来到这个世界上，本是非常值得开心的一件事，为何还会感到心情烦闷，出现产后抑郁呢？其实，只要是经历过生产的女性，对于这四个字都会有很深的体会。

举个最简单的例子，一般宝宝出生后，家中会由新妈妈和婆婆共同照顾小宝宝，但是两代人带孩子的方式肯定有很多不同，也许一开始彼此之间还能谦让，但是时间一长难保婆媳二人在某一问题不产生分歧。如果此时自己的丈夫不劝说二人，反倒对新妈妈横加指责，那么新妈妈本来就难过的心情更会雪上加霜。婆婆的指责，老公的不理解，宝宝的哭闹，都会让新妈妈感到失落，对自己和家庭失去兴趣，严重的甚至会产生自杀的念头。

下面介绍几种食疗方法，可以帮助新妈妈从身体上缓解自己的情绪，调理产后抑郁。

（1）麦枣宁心茶

材料：红枣10颗，甘草9克，浮小麦9克，红糖适量。

制法：将上述药材洗净后一起放入水中同煮，水滚后再继续煮5分钟，最后去渣加适量红糖就可饮用。

功效：麦枣宁心茶有缓解产后神经衰弱，情绪不住的作用。

（2）百合莲子桂圆茶

材料：百合30克，莲子30克，桂圆30克。

制法：将这些材料一起放入沸水中煮5分钟左右，就可以饮用。

功效：百合莲子桂圆茶对于产后心神不宁，失眠者都有很好的疗效。

上述两种药茶中的材料都是《本草纲目》中补养心气的佳品，新妈妈在出现产后抑郁后，不妨借助本草的作用，帮助自己恢复好心情。另外，除了药茶之外，新妈妈如果能了解一些心理学知识和心理治疗的技术，就可以学以自用，及时调整和改善自己的情绪。

（1）主动求助法。产后抑郁的女性内心会有一种无助感，心理专家分析，这种无助感可能是幼年被忽略的阴影的重现。这其实是一种希望获得他人关注的信号，所以主动寻求和接受别人的关注是一种很有效的自我保护方式。

（2）放松充电法。适当调节变动生活内容，不要时时刻刻关注孩子而忽略了自己，将孩子暂时交给其他人照料，让自己放个短假，哪怕是两小时、半天，也能达到放松自己和精神充电的作用，避免心理、情绪透支。

（3）行为调整法。鉴于女性生产后不适于做剧烈的运动，但一些适当放松的活动是非常必要的，例如深呼吸、散步、打坐、冥想平静的画面、听舒缓优美的音乐等。

（4）角色交替法。别忘了自己虽然已为人母，但仍是老公的娇妻、妈妈的爱女，谁也不可能只做24小时的全职妈妈，所以要给自己换个角色享受娇妻爱女的权力。

（5）自我实现法。生儿育女只是女性自我实现的一种方式，但绝不是唯一的方式，所以不要忘了还有其他自我实现的潜力和需要。也许趁着休产假的时间还能关注一下自己擅长的事业，等产假结束会有改头换面的新形象出现。

此外，产妇心情不好，患了抑郁症最好的办法就是补气血，多吃一些补血的食物，如红枣、红豆、花生等。不要吃寒凉的食物，要干稀搭配，荤素相宜，少量多餐，多用些汤类食物，有利于哺乳。

2.本草小食物，产后心情变好

现在产妇患抑郁症的越来越多，抑郁症有很多原因。比如为何刚出生的宝宝全身皱巴巴的，根本不是自己想象中的样子；本来想顺产，可没想到最后还是挨了一刀，等等。这些负面的情绪也就是所谓的产后忧郁，情况严重的会发展成为产后抑郁症。

不仅如此，现在的人们生活违反常态，吃生冷食物，吃反季水果蔬菜，睡眠少，运动又少，很多女性身体内普遍寒湿重，经络不通，气血下降，整体身体素质不是很好。再加上孕育孩子的过程中需要消耗很多的血液，生孩子的时候又要流不少血，产妇的身体损耗了大量的血液。如果不及时补血，极易造成产妇身体内部各脏器的供血不足、功能下降、体质减弱，再加上体内寒湿重，又会浑身痛，所以直接影响到睡眠质量，睡不好觉，精神、情绪当然不会很好。面对产后抑郁，新妈妈可以借助本草的力量帮助自己找回愉快的心情。

因此，新妈妈在产后不仅要重视调养身体，还要重视自己的心理调适，生活中我们常见的一些本草食物有赶走忧郁的作用。下面就让我们介绍一些让新妈妈产后心情变好的食物。

（1）香蕉。香蕉素来就被称为"快乐之果"，原因在于香蕉中含有一种称为生物碱的物质，它能振奋人的精神并提高信心。另外，香蕉还是色胺酸和维生素 B_6 的来源，这些物质可以帮助大脑制造血清素。所以，新妈妈吃香蕉也能帮助缓解抑郁，不过香蕉性寒，也不宜多吃。

（2）菠菜。研究人员发现，缺乏叶酸会减少脑中的血清素，导致出现抑郁情绪。菠菜可以说是富含叶酸最著名的蔬菜，因此多吃菠菜能够为新妈妈补充大量的叶酸，可以有效抵抗抑郁情绪，而且叶酸也是婴儿重要的营养物质，所以对宝宝也很好。

（3）樱桃。樱桃中含有大量的花青素，研究发现，花青素能够为人制造快乐，当产妇在心情不好的时候吃20颗的樱桃比吃任何药物都管用。另外，花青素也是高效的抗氧化剂，是很多女性都很青睐的美容防老的物质，在西方，樱桃被誉为自然的"阿司匹林"。因此，产妇吃樱桃不仅能够抵抗抑郁，还有美容的作用。

（4）低脂牛奶。钙能够让人更容易感到快乐，可缓解紧张、暴躁和焦虑。所以，新妈妈吃含钙高的食物能够在一定程度上缓解产后抑郁症。日常生活中，牛奶可谓是钙的最佳来源，通过检测发现低脂或脱脂牛奶的含钙很高，然而亚洲人对牛奶的吸收不如西方，所以酸奶也是新妈妈不错的选择。

产后恶露

1. 人参乌鸡汤：调理气虚型产后恶露

新妈妈在生完小宝宝后，全家都会很高兴。不过在孩子过满月的时候，大家可能会发现，虽然小宝宝的脸蛋红扑扑的，一副生龙活虎的样子，但是新妈妈却脸色有点黄，说话也是有气无力的样子。这时通常会伴有恶露淋漓不止的烦恼。

首先要了解什么是恶露，恶露不尽到底是怎么回事。胎儿娩出后，胞宫内遗留的余血和浊液，就被称之为"恶露"。在正常情况下，一般在产后20天以内，恶露即可排除干净。但如果超过这段时间仍然淋漓不绝者，即为"恶露不尽"。如果不及时治疗，拖得时间久了，会影响产妇的身体健康并引发其他疾病，应该予以重视。祖国医学认为，本病病理主要是气血运行失常，气滞血瘀，或气虚不能摄血，以及阴虚血热，均可导致恶露不尽。

不论是何种类型的恶露不尽，产妇都应该早日下床活动，这样有助于气血运行，使积滞在胞宫内的余瘀尽快排出。另外，寒温要适宜，气虚证和血瘀证要注意保暖，避免寒邪入侵。血热证者则衣被不宜过暖，以免症状加重。下面就具体看下不同类型的产后恶露应该如何处理。

中医认为，如果产后恶露日久不止，淋漓不断，色淡红，量多，质稀，少腹下坠，精神倦怠，舌质淡，苔正常，脉缓弱，这多是由于气虚不能统摄血液引起的恶露不尽，调理时应该益气摄血。

调理产后恶露不尽有下面两种食疗方法。

（1）人参乌鸡汤

材料：10克人参，乌骨鸡一份。

制法：先将乌骨鸡清洗干净，然后将人参放入鸡腹内，将乌骨鸡放入砂锅内，并加入少许的盐调味。最后隔水炖至鸡肉烂熟即可，吃鸡肉和鸡汤，一日三次。

李时珍在《本草纲目》中记载，乌鸡益于产妇，可暖血，而人参是补气的佳品。所以，人参乌鸡汤适合产后气虚型恶露不净者食用，能够益气摄血。

（2）党参黄芪鸡蛋

材料：30克党参，60克黄芪，土鸡蛋12个。

制法：将党参和黄芪在水中先浸泡半小时，之后放进加入1000毫升水的锅中，大火煮开后去掉药渣，留取汁液。土鸡蛋洗净蛋壳后，放入药汁中同煮，并加入二两红糖，直到鸡蛋煮熟。每天吃两个土鸡蛋，坚持服用1周。

鸡蛋在《本草纲目》中具有祛热镇心安神的作用；黄芪和党参有补气功用；红糖则能补血、活血，它们在一起合用能够补气活血，对于产后的恶露不净有食疗功效。

上述两种只是日常的食疗方，下面再为大家介绍一种中药方：

材料：取当归10克，生黄芪12克，党参10克，焦白术10克，茯苓12克，升麻炭6克，川续断10克，熟地12克，橘皮6克。

制法：将上药水煎2次，取汁混匀，每日1剂，早晚分服。可以补中益气摄血。

新妈妈在平时也可以多吃鸡汤、桂圆汤、大枣汤等，通过这样的方式来益气补血，缓解产后恶露不净的症状。

产后多吃鲤鱼，也能够帮助新妈妈尽快排出恶露。现代研究发现，鱼类中富含丰富的蛋白质，能够提高子宫的收缩力，尤其是鲤鱼相比其他鱼类更能促进子宫的收缩。恶露的排出同子宫的收缩力也密切相关，如果子宫的收缩力好，能够更好地将余血挤压出去；如果子宫收缩不良，子宫腔内就会造成积血，导致恶露增多。另外，鲤鱼还有很好的下奶作用，新妈妈食用后不仅能帮助排出恶露，还对哺育十分有益。

2.山楂红糖饮：调理血瘀型产后恶露

坐月子不宜着风，平时还好说，但若遇到三伏天坐月子，就会倍感煎熬。有的母亲因为忍受不了这种炎热的天气，在屋里开空调，晚上睡觉时也不关空调。之后过了两周发现自己的恶露淋漓不止，而且恶露的量有时多有时少，颜色紫暗，还夹有血块，同时伴有少腹疼痛。这种情况其实就是血瘀引起的，主要是产后没有注意受了寒邪所致。

对于这种原因引起的恶露不净，中医在治疗上重在活血与止血，可用山楂红糖饮作为辅助调理。

材料：焦山楂30克，泽兰15克，益母草30克，红糖30克。

制法：将山楂、泽兰和益母草一起放入锅中煲水，煮至烂熟后，加入红糖再稍微煮一下，出锅后即可给产妇食用。最好每天食用2次。

焦山楂具有活血化瘀的作用，如果在中药店没买到的话，也可以自己制作。先将山楂清洗干净后切成片，然后再晒干，放入锅内炒，直到表面呈现焦褐色、内部呈黄褐色就可以了。《本草纲目》认为益母草和泽兰能够化瘀、止血，而红糖性温，具有益气补血、健脾暖胃的作用。一般在经过一周的调养后，新妈妈的恶露就会渐渐停止。瘀血引起的恶露不尽，还可以在家自制山楂香附茶来调理。

材料：山楂30克，香附15克，红糖15克。

制法：将山楂和香附制成粗末，再加红糖15克，一同放入保温杯中，冲入沸水，加盖焖一会儿，代茶饮用。每日1剂。

功效：可以活血化瘀，理气止痛，治疗血瘀型恶露不尽。要是身体比较虚弱的话，可以把香附换成当归。

山楂不仅是增进食欲的良好食物，还能帮助散瘀血，加上红糖补血益血的功效，可帮助恶露不尽的产妇尽快化瘀，排尽恶露。

需要注意的是，山楂红糖饮只是一种辅助手段，新妈妈在出现问题后还是应该尽快去医院检查对症治疗。另外，也要在生活中注意营造一个温暖、干净的环境，坐月子时一定要避免开空调，以免感受寒邪，出现恶露淋漓不尽的困扰。

3. 多种汤饮，调理血热型产后恶露

新妈妈出现的产后恶露不净，除了气虚和血虚两种原因外，还有因为血热引起的。有的女性本身就是阴虚火旺的体质，平时例假时经血就比较多，在生产的过程中因为耗气伤血形成了血虚，就会造成恶露不净。另外，也有的人是因为不注意饮食造成的，比如产后常吃辛辣香燥的食物，也会造成恶露不净。

血热引起的恶露不净，一般恶露的颜色较红，黏稠且有臭味，面色红，口干舌燥，舌红，脉细数。调治的方法宜清热益阴止血，下面就介绍几种有此作用的汤饮：

（1）甲鱼汤

材料：一只500克左右的甲鱼，30克西洋参，20克枸杞子，女贞子15克。

制法：将甲鱼杀好洗净后同上述药材一起放入砂锅内同煮，先用大火煮开，再用小火慢炖直到甲鱼肉熟烂即可。最后加入适量的盐调味，吃甲鱼肉喝汤，3天为一疗程。

（2）阿胶鸡蛋汤

材料：鸡蛋3个，阿胶30克，米酒100克，精盐1克。

制法：先将鸡蛋在碗中打散，备用；将阿胶打碎后浸泡于水中；锅中加入阿胶、米酒和少许清水用小火炖煮，等煮到阿胶融化后，再往锅中倒入打散的鸡蛋液，最后加上适量的盐调味，稍煮片刻后即可盛出食用。

阿胶素来是《本草纲目》中补血、止血的良品，对新妈妈的子宫出血有辅助治疗的作用；鸡蛋含有丰富的营养，也一直是产后妇女的最佳补益品之一。阿胶和鸡蛋组成的这款汤，既可养身又可止血，对产后阴血不足、血虚生热、热迫血溢引起的恶露不尽有治疗作用。

如果上述办法都用了，可还是恶露很多，那最好尽快去医院做个B超检查，看宫腔中是否有胎盘等组织残留。另外，新妈妈如果本来

就阴虚火旺，在产后的饮食中要避免吃辣椒一类的辛辣之物，以免病情变化加重。平时可适当吃鲜藕、黄瓜、西瓜、西红柿等水果。

产后修身进补

1.一粥一茶，调理产后发热

生产对女性来说是一件大事，产后如不注意休息和调养，不仅使身体不容易恢复到生产前的状态，而且还会带来一些疾病。如果新妈妈在生下小宝宝后出现发烧的症状，通常发生在产后24小时到产后10天就称为产褥热。产褥热感染严重的话将影响新妈妈健康，甚至危及生命。

下面为大家介绍一种粥和茶，能够帮助新妈妈缓解产后发热的症状。

（1）石膏粳米粥

材料：生石膏250克，粳米50克。

制法：将粳米淘洗干净后，放入锅中，加水约200克；石膏用干净纱布包裹后，也放入锅中同煮，煮到米烂粥黏稠时，取出石膏包，就可以食用米粥。

功效：这款石膏粳米粥适合产后发热患者食用，尤其是感染邪毒型感染发热。

（2）蜜芷茶

材料：白芷、荆芥各等量，研末分包（每包约15克）。

制法：每次取1包同5克的新茶，一起用200毫升的沸水冲泡15分钟，然后再将药汁与蜂蜜少许混合后，晾至温热饮用，每日不超过3次。

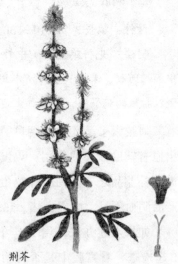

荆芥

功效：这款蜜芷茶适用于产后感冒风邪者服用，若为风热感冒或产妇平素阴虚血热者则忌用。

在利用一粥一茶进行调理的时候，新妈妈还要注意采取适当的预防措施：

（1）多休息。新妈妈一定要保证充足的休息，如果身体吃不消，就把照顾宝宝的任务先交给家人，这样才能早日恢复体力。

（2）多喝水。补充水分对于已经发生产褥热或是排尿不畅的新妈妈而言非常重要。最好每天补充摄入2000毫升左右的水。

（3）伤口干燥。剖宫产的新妈妈要保证伤口干燥清洁，一开始可以用热毛巾擦拭身体，等到产后7~10天再洗澡，以减少伤口发炎的可能。

（4）节制性生活。产后性生活容易对新妈妈的身体造成损害，一般在产后复诊以后，如果医生确认身体已经复原，才可以恢复性生活。

2.进补金樱子，防子宫脱垂

子宫是女性重要的性器官，是宝宝最初的摇篮，也是美丽"后花园"的一角。其实，只要体内的女性激素水平正常，没有其他病变，子宫自身就可以保持健康。但是孕期的女性，由于体内胎儿的压坠，支撑子宫的韧带不断被拉长，分娩后，子宫就会缩小。有些新妈妈会出现子宫脱垂的现象，当然这需要医生来做相关检查才能诊断。

如果确诊为子宫脱垂，新妈妈需要配合医生积极治疗，情况较轻的，可以通过药物、子宫托等治疗；如果子宫脱垂严重，而且伴有膀胱膨出或直肠膨出的，在经过多种方法治疗无效后，可选用适当的手术治疗。另外，把金樱子当作食疗也是一种不错的辅助手段。

金樱子在治疗新妈妈产后子宫脱垂上确有一定疗效，下面介绍的这款金樱子粥能够益肾固脱，适用于肾虚不固所致的子宫脱垂。

材料：金樱子15克，大枣10枚，大米200克。

制法：将大枣洗净后去核备用；先取金樱子水煎取汁，然后加大米、大枣煮粥服食，每日1剂。

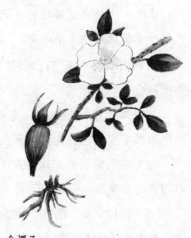

金樱子

现代医学认为，金樱子富含柠檬酸、苹果酸、树脂、维生素C，还含有丰富的糖类，其中含有的还原糖、果糖、蔗糖以及少量淀粉，能够为新妈妈补充充分的营养。

除了用金樱子辅助治疗外，女性分娩后如果能做些恢复体操，也可以增强子宫韧带的弹性，起到预防子宫脱垂的作用。

动作一：跪在地上，胳膊向前、向下伸展，接触地面。然后整个胸部和肚子接触地面，而将臀部高高翘起。保持这个姿势10秒后，两腿交换，向后做最大限度的伸展。

动作二：平躺在地上，膝盖弯曲，用脚掌蹬地，使得臀部上提。坚持10秒后放下臀部休息5秒钟，然后重复这一动作。

动作三：平躺在地上，臀部垫一个枕头，然后两腿向上伸直，使其与身体成一个直角。然后两腿可小幅度交叉摆动。

值得说明的是，保养子宫一定要避免人流。另外，在饮食上保证蛋白质的摄入，如鸡蛋、牛奶、鱼、禽、肉类等，多吃蔬菜和水果，少吃生、冷、硬的食物。

第五节
产后膳食中的本草宜忌

产后宜进食鸡肉和鸡蛋

鸡蛋与鸡肉为优质蛋白食物，还含有脂肪和铁，有强身和促进乳汁分泌的作用，有利于产后女性身体的调补。

产后进食鸡蛋要适量，每日进食4~6个即可，吃太多不仅身体吸收不了造成浪费，而且易引起消化不良。鸡蛋宜配菜炒，或做荷包蛋、鸡蛋羹等吃法，如果在牛奶里放鸡蛋一起食用效果更好。

此外，因为各地区坐月子有各种不同的风俗。所以在食用时，要注意灵活变通，选择最适宜的进补方式。比如一些地方在产前都要为产妇准备醪糟酒坐月子用，这也是好习惯。原因是醪糟辛沮，能散能行，有活血化瘀的功效，温能祛寒助热，使人身体感到温暖。

现代医学认为，醪糟能增强心率，加快血行，扩张毛细血管，促进子宫收缩，将子宫中的余血浊液排出体外，一般情况下，最好在产后10天内，加食醪糟蛋，因产后10天内，是子宫复原最快的时候，需要很好的收缩。

在我国，自古就有给产妇吃炖母鸡催乳的习惯。《本草纲目》中记载，鸡肉甘、温、无毒，是补益佳品。据世界卫生组织调查，在国外的许多地区也有类似的习惯，但调查结果又发现，许多产妇尽管产后营养很好，但仍然奶水不足或无奶。

据分析，产后吃炖母鸡是重要的原因之一。产妇在分娩后血液中雌激素与孕激素明显减少，这就有利于发挥体内的催乳素的泌乳作用，使乳汁分泌增多，这时如果让产妇吃炖母鸡，由于母鸡体内的卵巢、蛋中含有较多的雌激素，吃后产妇体内就会增加雌激素的含量，从而抑制了泌乳素的作用，不但不能催乳，反而减少了乳汁的分泌量，使产妇乳汁不足，甚至产后无乳。若是产后食用大公鸡，其作用恰恰相反，因为公鸡体内含有雄激素，雄激素有对抗雌激素的作用，减少血液中雌激素的含量，从而有利于发挥催乳素的泌乳作用，使产妇的乳汁增加，达到催乳的目的。但要注意的是，吃公鸡时要连睾丸一起吃，这样效果可更好。

由此可见，鸡蛋要选择适当的进食方法才能对产后女性起到真正有益的作用。而鸡肉的食用，也要辨别清楚功效，不能盲目依据惯例。有科学依据的进补才真正对身体有益。

产后哺乳期内适宜补碘

哺乳妇女的碘营养对于婴幼儿的生后脑发育十分重要。乳腺具有浓集碘的能力，以保证婴幼儿的碘营养，不仅体现了母亲对婴儿的保护功能，也是我们积极提倡母乳喂养的根据之一。

如果哺乳期供碘不足，初期由于乳腺浓集碘而优先保证了婴儿的碘供应，母亲本身可能处于碘不足状态，随着缺碘时间延长，乳汁中的碘含量则会下降，最终造成婴幼儿碘缺乏，从而影响了婴幼儿的大脑发育以及全身的生长发育。这里要提醒那些非母乳喂养的婴儿父母应注意此期间孩子的碘补充。

还应注意的是，婴幼儿与其他人群不同，他们每日对碘的摄入量应大于排出量，才能满足其甲状腺储备碘逐渐增加的需求。

一个足月婴儿的碘摄入量至少为15微克／千克／日，早产儿应为30微克／千克／日。为达到这一水平，理论上乳汁中碘含量对足月婴儿应为100微克／升，对早产儿应为200微克／升。根据这些考虑，世界卫生组织等国际组织推荐婴幼儿的每日碘摄入量为：0～1岁为50微克；2～6岁为90微克；哺乳妇女同孕妇一样每日碘摄入量应不低于200微克。

产后不宜过多吃红糖

红糖是一味非常补益的食材。性味温，甘，补脾暖胃，特别对于女性来说有非常好的作用。《本草纲目》记载，红糖味甘性温，具有益气补血、活血化瘀、健脾暖胃等作用。红糖的吃法也很有讲究，老人多吃红糖煮荷包蛋可使面色红润，有精神，因为鸡蛋和红糖可以营养互补；睡眠质量不好者可以服用红糖泡桂圆干；红糖泡人参有改善低血压、调理气息的作用。

中医认为，产妇身体多瘀且八脉空虚而导致腹痛。所以，医生在开药方以后常嘱咐产妇用红糖调服，就是利用红糖通瘀或排恶露的作用达到止痛作用。红糖性温，具有散寒止痛、活血化瘀的功效，能够促进产后子宫收缩复旧、恶露排泄和乳汁分泌。红糖是一种未经提纯的糖，在红糖的所谓"杂质"中含有大量的铁、钙、锰、锌等微量元素和白糖中根本就没有的核黄素、胡萝卜素等物质，都是合成血红蛋白的基础原料，所含的营养素很适合新妈妈恢复体力的需要，其利尿作用能减少产后尿潴留的发生，并能有效地预防尿路感染。因此产后最初几天，多喝红糖水对新妈妈很有好处。而且由于产妇初期肠胃虚弱，身体消耗过大，红糖水属于高能食物，补益速度快而明显，产妇刚分娩完也比较适合喝红糖水。这样还能补充足量的水分。但是，红糖水营养价值并不高。

此外，过多或者长期吃红糖则会对产妇带来害处。产妇要适量吃红糖。虽然红糖对产妇有很多益处，但产妇吃红糖并不是多多益善。一般来说，大多数产妇血性恶露时间不会超过3天，浆性恶露持续时间约20天。产后恶露不行、经血阻滞，食用红糖起到活血化瘀的作用。但目前多数初产妇子宫收缩一般比较好，恶露的颜色和量一般都较正常，如果食用红糖时间过长，会使恶露增多，导致慢性失血性贫血，且会影响子宫恢复以及产妇的身体健康。再则，食用红糖过多，会使血液中葡萄糖含量增多，增加脂肪积蓄。

所以，下面我们提出一些吃红糖的建议：

因红糖为粗加工品，杂质多，给新妈妈喝红糖水，应经煮沸、沉渣、去杂质后再饮用。有条件的也可一次多煮一些，过滤后冷藏，每次喝时倒1小杯，用开水冲服。

由于红糖有活血化瘀的作用，所以产后10天内食用为佳，有利于血性恶露和浆性恶露的排出。若转为白恶露时，就不宜再食用红糖，或少用红糖，以免延长血性恶露排出的时间。

红糖性温，夏天少用，天冷可以适当多用；产前经常吐酸水的应少用或不用，以免增加胃酸而伤胃。

产后吃蔬菜的禁忌

蔬菜是我们日常生活中经常吃而且必不可少的食物，蔬菜的蛋白质和脂类含量低，含有一定的碳水化合物和丰富的无机盐和维生素等。

蔬菜在膳食中占有较大的比例，而且它们具有良好的感官性状，可增进食欲，帮助消化，在维持肠道正常功能及丰富膳食的多样化等方面具有重要意义。

在女性怀孕时期，蔬菜有很重要的作用，可以调节食欲不佳、便秘等，还可以减轻妊娠反应。孕妇多吃蔬菜可以保证矿物质和维生素的供应，也有利于宝宝的成长。

蔬菜的选择也很重要，应多选择绿叶或有色蔬菜。孕妇应多吃绿叶蔬菜，竹笋等无色含大量草酸的蔬菜应尽量少食用或不食用。

除了学会蔬菜的选购还要知道很多蔬菜是相克的，要学会怎样吃蔬菜，才能有效吸收营养物质，避免一些不必要的不良反应。

1.慎重食用马齿苋

马齿苋又叫马齿菜，明朝李时珍在《本草纲目》中说："马齿苋散血消肿，利肠滑胎。"可知其性属滑利，能通窍滑胎，性寒，孕妇早期妊娠期忌食，有造成流产的危险，产妇也应忌食，性寒的食物对身体恢复和产奶都有害，对宝宝的成长也有很大的影响。元代著作《饮食须知》云：苋，妊妇食之滑胎，临月食之易产。因此，孕妇足月临产时，食之最宜。

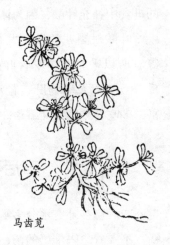

马齿苋

2.避免易形成草酸钙的食材

茭白、笋、草头、菠菜、空心菜等，都含有较多的草酸。草酸在胃肠道中易与铁结合，从而降低身体对铁的吸收率，而在体内则会和钙结合，形成草酸钙，增加引发胆结石、肾结石的危险。所以，孕妇应尽量少吃这类蔬菜，尤其是已有结石和贫血的孕妇，更应忌食。除了一些蔬菜不能吃，还有一些蔬菜是对产妇或者孕妇很好的，这些蔬菜要多吃，会吃。

除了知道这些能吃的和不能吃的蔬菜之外，还要了解一些大家根深蒂固的思想，摒弃一些老想法，了解孕期和产后应该怎样吃蔬菜最好。

许多孕妇受传统观念的影响，在妊娠期间不太注重蔬菜的摄入，尤其害怕一些绿叶蔬菜上会残留农药。再加上妊娠期间的饮食一般都做得相对精细，叶酸等维生素破坏增多，远远不能满足胎儿生长发育的需要。孕妇要多吃一些绿色蔬菜，而且多吃一些粗粮，或者不要将蔬菜做得很细，以免加重便秘的症状。

绿叶蔬菜中含有叶酸，它是妊娠早期蛋白质合成的基础，也是血液细胞和新生细胞形成的基础。胎儿生长离不开叶酸。贫血和疲劳就是叶酸缺乏的症状（贫血还有其他原因）。如果贫血，就必须在每日的进食中补充叶酸，因为体内无法储存叶酸。

叶酸对婴儿的发育尤其重要，能够防止胎儿畸形以及成长正常等。所以平时要多吃含叶酸多的食物。叶酸常存在于蔬菜、水果、瓜、豆类以及动物肝、肾等食物中，尤其是新鲜绿色蔬菜的含量丰富，多吃新鲜的绿叶蔬菜，无疑有助于胎儿脊髓的正常形成。

产后不宜马上喝鸡汤

产后应多补充水分多喝汤。不过，新妈妈大多乳腺管还未完全通畅，不要着急喝催奶的汤，不然在产后前两三天的涨奶期十分痛。这时可以喝一点蛋汤、鱼汤等较为清淡的汤，汤不要过咸。

油汤最好要少喝，汤中的油多了，奶水中的脂肪量也会增加，新生儿的消化功能还不完备，母乳中过多的脂肪有可能会使宝宝拉肚子。

中医的角度看来，老母鸡汤能受到很多人推崇的原因是，母鸡的鸡肉属阴性，比较适合产妇、年老体弱及久病体虚者食用。而且鸡汤味道更鲜美，因为老母鸡生长期长，鸡肉中所含的鲜味物质要比仔鸡多。另外，老母鸡中脂肪含量比较高，炖出的汤也更香一些。

事实上母鸡并不是营养价值最高的食物，相对而言，仔鸡的营养价值更有利于人体健康。首先，仔鸡的肉里含蛋白质较多，而老母鸡肉中蛋白质含量较少。其次，老母鸡的鸡肉只占其体重的40%，且多是脂肪和弹性结缔组织。弹性结缔组织是一种不溶于水的弹性蛋白，只能被人体少量吸收，会使老母鸡的营养价值有所降低。而仔鸡肉在做熟后，鸡肉很容易分离开，变得细嫩、松软，这说明其中所含的弹性结缔组织比较少，营养更有利于人体消化吸收。

下面介绍一款适合产后女性的滋补汤。

乌鸡白凤汤

材料：乌骨鸡1只，白凤尾菇50克。料酒、大葱、姜片、盐、味精各适量。

制法：将乌骨鸡宰杀后，去血；起锅倒入清水煮至冒水泡时，加入1勺盐离火，浸入鸡，见鸡毛淋湿提出，清理干净内脏及屁股，用水冲洗干净。取砂锅置火上，加入清水、姜片煮沸，放入乌鸡、料酒、葱结，用小火焖煮至脱骨，最后放入白凤尾菇，加盐、味精调味后煮3分钟起锅即可。

产后不宜吃生冷油腻食物

妇女产后虚弱，没有食欲，要吃清淡食物，避免吃油腻生冷食物。吃油腻食物对女性产后的危害很大。比如：产后妈妈吃太油腻的食物可能会出现大便溏稀的情况，对哺乳宝宝也很不好，油腻的食物不仅会让妈妈的消化受到影响，还会造成乳腺导管堵塞，引起乳腺不通、乳汁淤积甚至急性乳腺炎等问题。吃过于生冷的食物则极易造成腹泻，对自身健康和哺乳都很不利。

产妇在产后身体虚弱，活动量较小，吃硬食容易造成消化不良。咸食中含盐较多，容易引起产妇体内水钠潴留，造成水肿；夏季坐月子，产妇大多喜欢吃生冷食物，如冰激淋、冰镇饮料和过凉的拌菜等，但产后过早食用这些食物，不仅会影响牙齿和消化功能，还容易损伤脾胃，不利于恶露排出；另外，产妇的胃肠功能较弱，进食过饱会影响胃口和消化食物的功能。避免吃过凉的饮食和咸食，但也不可忌盐，产后排汗、排尿增多，体内盐分丢失增多，需要摄取适量的盐。月子里适宜少食多餐，每日进餐5~6次。

其实，早在古代，人们就已经总结出不少对产后月子里的女性有补益功效的汤品。这些汤品的主要食材大多收于《本草纲目》中。下面就给大家介绍两种清淡汤的食谱。

1.芙蓉鲫鱼

材料：鲫鱼1条，鸡蛋3个，火腿10克，生姜5克，香菜5克，花生油、盐、味精、胡椒粉各适量。

制法：将鲫鱼杀洗干净；鸡蛋磕开，去掉蛋黄，留下蛋白、打散；火腿切成小丁；生姜去皮切片；香菜洗净。将处理好的鲫鱼摆入鱼盘中；蛋清加少许清汤，调入盐、味精打匀，倒入鱼，摆上生姜片。蒸笼烧开水，将鱼盘放入，用小火蒸8分钟，去掉生姜，撒上胡椒粉、火腿末，淋入熟油，撒上香菜即可。

功效：此食谱对产妇的产后身体恢复很好，虽清淡但富含蛋白质等，对催奶也很有帮助。

2.豆腐香菇炖猪蹄

材料：豆腐、丝瓜各200克，香菇50克，猪前蹄2个，精盐10克，生姜丝、葱段各5克，味精3克。

制法：将猪蹄去毛、洗净，用刀剁成小块；将丝瓜削去外皮，洗净后切成薄片；香菇先切去老蒂头，浸软后洗净。将猪蹄置于锅中，加入适量的水，煮至肉烂时放入香菇、豆腐及丝瓜，加入盐、生姜丝、葱段、味精。再煮几分钟后，即可离火。

功效：豆腐、香菇、猪蹄都是产妇产后的最佳补品，含有丰富的蛋白质、胶原蛋白和其他营养元素。味道鲜美，清淡。

产后忌喝浓茶、吃巧克力

茶水一直是一种很好的饮料，平时多喝茶水是很好的去火排毒方式，但月子里的产妇不宜喝茶水。因为茶水中含有鞣酸，它可以与食物中的铁相结合，影响肠道对铁的吸收，促使产妇发生贫血。此外，茶水越浓鞣酸含量越高，对肠道吸收铁的影响越大。产妇在分娩之后体力消耗很大，身体气血双虚，应该注意补血及保持良好的睡眠，以尽快恢复体力。

同时，茶叶中含有的咖啡因和茶碱会刺激大脑兴奋，不容易入睡，影响产妇的睡眠，不利于身体恢复。茶水里的咖啡因还可以通过乳汁进入婴儿体内，使婴儿发生肠痉挛，出现无由啼哭的现象。

产妇可以找一些替代饮料来代替喝茶，比如新鲜果汁、清汤、牛奶等比较适宜。特别是对于产后处于哺乳期的妈妈，也一定要坚持不喝茶，防止给乳汁造成不良影响。

除了不宜喝浓茶外，巧克力也是产妇的禁忌。虽然平时大家都喜欢吃巧克力，但是研究表明，给新生儿喂奶的乳母，如果过多食用巧克力，会对婴儿的生长发育产生不良影响。因为巧克力中所含的可可碱能够进入母乳，通过哺乳被婴儿吸收并蓄积在体内。久而久之，可可碱会损伤婴儿的神经系统和心脏，并使肌肉松弛，排尿量增加，导致婴儿消化不良，睡觉不稳，经常爱哭闹。产妇整天吃巧克力，还会影响食欲，使身体发胖，缺乏必需的营养素，不仅会影响产妇的身体健康，也不利于婴儿的生长发育。

产后不宜立即减肥

宝宝呱呱落地后，所有的新妈妈都迫切希望恢复从前的曼妙身材，减去怀孕时期增长的体重，否则在未来变得超重或肥胖的可能性会加大，但如果一味"求瘦心切"，也容易陷入产后瘦身的误区中。

产妇往往在孕期为了保证给胎儿足够营养而多吃导致身材发胖。而产妇也往往认为，一生下小孩后就可以立即减肥。有些产妇生完孩子后体重增加了不少，跟孕前大不相同。为了恢复以往的苗条身材，刚生完孩子就开始迫不及待地节食。这种做法不仅损害产妇自身的健康，不利于身体康复，而且也不能保证为婴儿提供足够的营养。同时，产妇身体需要一个缓慢恢复的过渡期，可能过了1个月产妇身体已经恢复正常，但是由于之前损耗的血气是需要一个循序渐进的过程，不能只看表面，产妇盲目的节食减肥会导致后期身体因前期缺乏而出现虚损，往往得不偿失。

产妇所增体重大多是脂肪和水分，如果给孩子哺乳，增加的脂肪不一定够用，还需动用身体里原来储存的脂肪。节食使产妇不能保证每天吃到各种营养丰富的食物，使身体保持一定的能量，由此不能满足婴儿的营养需要，保证自身的康复。所以，减肥不能减去蛋白质、维生素、矿物质、基础需要的碳水化合物以及必需脂肪酸。如果降低这些量，机体就会逐渐消耗体内贮藏，而一旦贮藏不足，就会出现相应的缺乏症。

产后不宜采取节食的方法减肥，特别是哺乳者。如果体重过重，可以在专业人士指导下进行适宜的健身锻炼。在饮食上，多吃一些蔬菜有利于身体减重。产妇可以统计自己一天饮食的热量，减少糖类物质的摄入，保证营养素的供给，做到健康减肥，而不要盲目跟从。

产后不宜吃酸辣燥食物

产妇在产后肠胃功能虚弱，对食物的耐受力也有很大程度的下降。而且产妇由于分娩过程中消耗过多元气，还有的流失很多血气，使得产妇的体质状况也凸显出来。有很多产妇处在血虚和气虚的状态下，还有一些伴有阴虚脾虚等情况。在如此虚弱的情况下，更禁不起来自食物的刺激，而是需要食物的温补，并且这是一个循序渐进的过程。

食物的性质多有不同，有性味之分，虽然药性不强，但是对于产后比较敏感的事情，容易引起病变。产妇在初期要特别注意禁食酸辣燥的食物，而在后期哺乳期的时候也需要注意禁食或者少食部分食物。

说到饮食宜忌，不得不提《本草纲目》。《本草纲目》中记载药材气味阴阳，药有温、凉、寒、热之气。而其中记载的药材因为属性的不同而有不同的食用宜忌。下面这几种食物属性寒凉，就不宜产后女性食用：西瓜、冬瓜、苦瓜、海带、甘蔗、柿子、羊肉、狗肉、鸽肉、黄鳝、虾、韭菜、荔枝、芒果、辣椒、胡椒、肥肉、酒类、浓茶、咖啡、芋头、番薯、花生等。

对于上述属于在一般情况下食物的忌食情况，由于产妇体质虚弱，如果在产前有类似症状，产后也一定要按照忌食的要求禁食。而产妇体质虚弱，而且出血后会阴虚，特别容易在体内有瘀血，而且需要为哺乳做准备，比较适宜的食谱有以下两种。

1.栗子鸡块

材料：仔鸡1只，栗子350克，酱油30克，盐4克，味精2克，葱、姜各15克，水淀粉10克，花生油500克，熟油、白糖各少许。

制法：鸡去内脏洗净，剁成5厘米大小的方块，加酱油少许拌匀；栗子用刀切去一边，放入开水锅内煮熟，剥去外壳及皮；葱切段；姜切块，拍松、切末。炒锅上火，油烧七成热，下鸡块炸至金黄色捞出；再将栗子入锅炸一下，捞出备用。炒锅留油，上火烧热，下葱、姜炸出香味，放入鸡蛋，加酱油、盐和适量清水烧沸，转小火把鸡块焖至七成熟，放入栗子烧煮，至鸡块、栗子酥烂，转旺火收汁，将鸡块取出装盘即可食用。

功效：补而不腻，有补血益气、强身健体、健胃消食的功效。特别是栗子能活血止血，非常适合产妇食用，利于身体复原。

2.章鱼花生猪脚汤

材料：猪脚1只，章鱼、花生各100克，姜2片，盐适量。

制法：先将猪脚刮净毛，斩大件后洗净，放入开水中煮5分钟，盛起滴干。章鱼浸20分钟洗净，花生洗净。瓦煲注入适量水煮开，放入各材料，以猛火煲30分钟，改慢火煮1小时半，下盐调味即成。

功效：富含丰富的蛋白质，营养全面，对催乳也有较好的效果。

产后不宜大补

每个人的体质不同，对营养的需求也不完全相同，适当地补充人体所缺的营养品或是中药有利于身体的平衡健康，而不适当或过量的补充反而有害身体。产后如果恶露排出不畅、下腹隐痛的人，可以吃一些红糖，或是益母草煲汤，或是产后康复类的中药。如果没有这类情况，也可不吃，有些体质特别热的产妇，反而可能因吃了这类活血排瘀的食物或药物，引起产后出血量增加或是便秘的情况。

如果产妇家中有进补的习惯，将桂圆、黄芪、党参、当归等补血补气的中药煲入汤中也可以，但最好等产后恶露排出后，或颜色不再是鲜红色后再吃，否则可能引起活血，增加产后出血，俗称补伤。因为桂圆中含有抑制子宫收缩的物质，不利于产后子宫的收缩恢复，不利于产后瘀血的排出。

最安全的补法是因人而异，进食中药或药食同源的补品时最好去看看中医，等中医切脉后再定进补方案。

在经过分娩这个极为损耗产妇元气的过程后，无论是产妇自己还是家人都想立即帮产妇补足营养，常常会做各种非常滋补的食物。特别是产妇分娩后还要为婴儿哺乳，为了让乳汁充足，很多人都会以鱼肉为主，添加过多补品。其实这样既浪费钱财，而且还达不到效果，甚至有时会起到反作用。滋补以肉食为主，常常会导致脂肪过量，会使体内营养蓄积，容易形成肥胖，而且会使乳汁胆固醇等脂类过多，会加重婴儿肠胃负担，造成婴儿前期肥胖。而补品中，特别是如人参，这种补益作用很明显的食物，更会带来很多不良反应。

人参是大补的食物，特别对于血液循环差的人确实有很好的补益作用，而且能补五脏，是一味补益佳品。但是，人参却不适宜刚刚生完孩子的新妈妈，而且十分不利。因为分娩过程中，内外生殖器的血管多有损伤，服用人参有可能影响受损血管的自行愈合，造成流血不止，甚至大出血。因此，新妈妈在生完孩子的一个星期之内，不要服用人参，分娩7天以后，新妈妈的伤口已经愈合，此时可以服点人参，有助于新妈妈的体力恢复，但也不可服用过多。人参属热，会导致新妈妈上火或引起婴儿食热。有的新妈妈产后急于服用人参，想补一补身子。其实新妈妈用人参补身子有害无益。人参含有多种有效成分，这些成分能对人体产生广泛的兴奋作用，其中对人体中枢神经的兴奋作用能导致服用者出现失眠、烦躁、心神不安等不良反应。而刚生完孩子的新妈妈，精力和体力消耗很大，十分需要卧床休息，如果此时服用人参，反而因兴奋难以安睡，影响精力的恢复。所以，在选择补益的食物上，还是以温中为主，应该循序渐进地补益和调养身体，不能急于一时。

还有一种非常常见的补益食物——鸡蛋，在产妇分娩后初期不宜食用。鸡蛋虽然是大病初愈和病期滋补的佳品，也深受大众信任，但是因为在分娩过程中，新妈妈体力消耗大，出汗多，体液不足，消化能力也随之下降。若分娩后立即吃鸡蛋，就难以消化，增加胃肠负担。分娩后数小时内，应吃半流质或流质饮食为宜。在整个产褥期间，根据国家给出的孕、新妈妈营养标准，每天需要蛋白质100克左右，因此，每天吃鸡蛋3~4个就足够了。过量食用鸡蛋也会增加肠胃负担，甚至容易引起胃病。所以，要特别注意在分娩后的前几餐，以易消化的流质食物为主，后期再添加半流质食物，直至肠胃功能比较好的时候。

还有些食物需要特别注意。比如海鲜类，海鲜类食物多属于寒性，而且有些容易导致过敏，所以要特别注意区分，或者在烹调上改进。还有水果类，水果的寒热性味也比较明显，特别是在夏季，产妇尤其不能贪凉而吃西瓜，寒性食物会导致瘀血滞留，也容易影响消化系统的健康。

第十章

《本草纲目》中的祛病养生之道

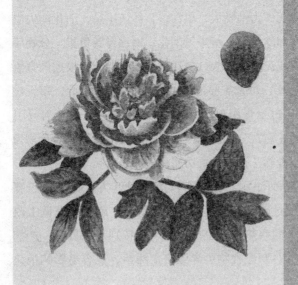

第一节
李时珍告诉你怎样"吃掉"脑部疾病

健康自测：怎样预知脑血管疾病

脑血管疾病是人类健康的一大杀手，那么，如何知道自己是否有患脑血管疾病的风险呢？当身体出现下列征兆时，就是在提醒你，可能会患脑血管疾病，应引起注意！

1.眩晕。眩晕类似严重的头晕，突然发生，视外界景物有转动感、晃动感，程度不一，并且持续时间较长。不一定伴有耳鸣，有时恶心。如果同时发生视物成双、说话舌根发硬，应警惕。

2.短时间语言困难或遍身无力。常突然发生，短者一二十秒即过，长者十几分钟至数小时后自行恢复。恢复后不留任何后遗症。这是脑缺血的征兆，可能导致半身不遂。

3.突然发生剧烈头痛。患高血压的老年人如果突然严重头痛，伴呕吐，甚至短时神志不清，即使这些症状短时间自动消失，也应立即测量血压，检查是否有血压骤升现象。血压骤升会破坏自动调节而引起脑组织缺血。如果患有周身动脉硬化而且头痛愈演愈烈、不断呕吐、神志迷糊，更应及时检查，这时很可能脑血管已破裂出血。

4.半身麻木。如果中老年人常左右侧半身发麻，应考虑脑内小血管是否有病变。如果麻木同时伴有一侧上下肢乏力，更应注意。

5.突然健忘。如中老年人突然对过去数年旧事完全忘记，持续数小时后好转，在记忆遗忘期间心情常局促不安，这是急性脑血管病发作前常常出现的先兆。

有些人在出现了上述征兆后不以为然，认为自己平时很健康，出现这种症状可能只是小毛病。如果能对这些先兆有所认识，并及时就诊，就能及早防止病情进一步恶化，即使已经发生脑血管病也能早治疗、早康复。

隐性脑梗死，也能测出来

在因脑卒中死亡的患者中，有60%～70%起因于脑梗死。其中，初期只表现为小块血栓的隐性脑梗死患者所占比例较多。如果能在早期发现并及时治疗，就有可能避免危重状态的发生。有关专家根据这种现象，推出一种简便的自测方法，患者可据此判断自己有无隐性脑梗死。

1.夹豆粒。大豆30粒和2厘米大小的豆腐若干块置于小碟内，用筷子交替夹豆粒和豆腐块放到另一碟子里，反复5次。如果需时30秒以上，就要引起注意。

2.直线前行。在地板上划一条5～10米长的直线，左右脚交替踩在上面向前走，不能准确踩线或身体摇晃者，表明小脑或脑干可能有异常。

3.画螺旋线。在纸上以5毫米间隔画螺旋线4圈，然后用另一种颜色的笔在5毫米间隔中间加一条线，要求10秒钟完成。如果添上去的线有两处以上与螺旋线碰到一起，就有可能存在隐性脑梗死。

脑梗死患者的食疗方

预防脑梗死，主要在平时，从饮食上讲，葛根就是不错的选择。葛根素有"山人参"的美称，综合《本草纲目》的记载和现代医学研究证明，葛根具有滋补、扩张血管、降血压、抗癌等功能，对脑梗死等疾病具有独特疗效。下面介绍一款简单实用的葛根粥：

材料：葛根30克，粳米50克。

制法：粳米洗净浸泡一宿，与葛根同入砂锅内，加水1000克，用文火煮至米开粥稠即可。可当饮料，不限时间，稍温食用。

中医认为，饮食不节、脾失健运、聚郁化热、阻滞经络也会引起脑梗死。因此，患有脑梗死患者，在恢复期更应该注意饮食，以防病情加重和复发。除了上面介绍的葛根，还可以选择下列食疗方辅助治疗：

1.黑木耳6克，用水泡发，加入菜肴或蒸食。可降血脂、抗血栓和抗血小板聚集。

2.芹菜根5个，红枣10个，水煎服，食枣饮汤，可起到降低血胆固醇的作用。

3.吃鲜山楂或用山楂泡开水，加适量蜂蜜，冷却后当茶饮。若脑梗死并发糖尿病，不宜加蜂蜜。

4.生食大蒜或洋葱10~15克可降血脂，并有增强纤维蛋白活性和抗血管硬化的作用。

5.脑梗死病人饭后饮食醋5~10毫升，有软化血管的作用。

四类食物脑梗死患者不要碰

我们常听医生在开完药方后告诉病人要忌口，比如不能吃刺激性的食物。那么，脑梗死患者在饮食上应该注意什么呢？下面我们将介绍脑梗死患者不能吃的四类食物：

1.高脂肪、高热量食物。若连续长期吃高脂肪、高热量饮食，可使血脂进一步增高，血液黏稠度增加，容易形成动脉粥样硬化斑块，最终导致血栓复发。此外，肥肉、动物内脏、鱼卵等也不要吃。少食花生等含油脂多、胆固醇高的食物；忌用或少用全脂乳、奶油、蛋黄、肥猪肉、肥羊肉、肥牛肉、肝、内脏、黄油、猪油、牛油、羊油、椰子油；不宜采用油炸、煎炒、烧烤烹调。

2.肥甘甜腻、过咸刺激助火生痰之品。少甜味饮品、奶油蛋糕的摄入；忌食过多酱、咸菜等。

3.生、冷、辛辣刺激性食物。如白酒、麻椒、麻辣火锅等，还有热性食物如浓茶、绿豆、羊、狗肉等。

4.嗜烟、酗酒。烟毒可损害血管内膜，并能引起小血管收缩，使管腔变窄，因而容易形成血栓；大量饮用烈性酒，对血管有害无益，因为酗酒也能引起脑血栓。

调整饮食——脑动脉硬化患者康复的首要任务

如果一个人患有脑动脉硬化，那么在此基础上，他很可能发生缺血性中风或者形成血栓。所以，要降低缺血性中风的发生率，就要防治脑动脉硬化。医生告诉我们，适当调整饮食可以延缓脑动脉硬化进展。如果饮食中存在较多的动物脂肪和胆固醇，那么大量脂类物质就会在血管壁中沉积，从而加速动脉硬化的发生和发展。

许多老年人十分担心自己患有脑血栓，在这里向大家推荐一种保健食物，那就是在李时珍的《本草纲目》中有着详细记载的豆豉。李时珍说"黑豆性平，作豉则温，既蒸暑，故能升能散。得葱则发汗，得盐则能吐，得酒则治风，得蒜则止血，炒熟则又能止汗，亦麻黄根节之义也。"这段话的意思是说，豆豉可以开胃消食、祛风散寒、治疗水土不服。

豆豉有黑豆豆豉和黄豆豆豉，一般为黑褐色或黄褐色，咸淡适中，味道鲜美，平时我们常用作厨房里的调味品。其实它还可以入药，历史上，中医对它十分看重；在国际上，它也有着"营养豆"的美名。不仅可以预防脑血栓，还可以预防老年痴呆症。

除了常吃豆豉，医生还建议脑动脉硬化病人在饮食上注意以下几点：

1.多吃蔬菜，少吃动物脂肪，常用植物油。蔬菜和水果中含有大量维生素C和钾、镁元素。维生素C可调节胆固醇代谢、防止动脉硬化，同时增加血管的致密性。植物油含不饱和脂肪酸，可促使血清胆固醇降低，而动物脂肪如猪油、奶油、肥肉、动物内脏、蛋黄等含胆固醇较高。

2.饮食清淡不过饱。因为咸食中钠含量较高，易引起血压增高。饮食过饱不仅会加重心脏负担，还会导致身体过胖。

3.蛋白海味不能少。饮食中缺乏蛋白质同样会造成血管硬化。蛋白质包括动物蛋白和植物蛋白，能供应身体必需的氨基酸，饮去脂牛奶为佳。海产品如海带、海鱼等含有丰富的碘、铁、硒、蛋白质和不饱和脂肪酸，具有降低胆固醇、防止动脉硬化之功效。

4.戒烟限酒常吃醋。过量饮酒会增加脑血管病变风险，但饮少量红酒对脑血管病的发生并无影响。每天吸烟超过20支，是脑血管病尤其是缺血性脑血管病的一个重要诱因。醋有降压、降脂功效，因此可以常吃醋。

防脑卒中，常吃富含叶酸食物

叶酸是一种水溶性B族维生素，研究发现，常吃含有叶酸的食物，可降低脑卒中的发生率。那么，哪些食物富含叶酸呢？下面我们就分类说一说。

1.绿色蔬菜：莴苣、菠菜、西红柿、胡萝卜、青菜、龙须菜、油菜、小白菜、扁豆、豆荚、蘑菇等。

2.新鲜水果：橘子、草莓、樱桃、香蕉、柠檬、桃子、李、杏、杨梅、海棠、酸枣、山楂、石榴、葡萄、猕猴桃、梨、胡桃等。

3.动物食品：动物的肝脏、肾脏、禽肉及蛋类。

4.豆类、坚果类食品：黄豆、豆制品、核桃、腰果、栗子、杏仁、松子等。

5.谷物类：大麦、米糠、小麦胚芽、糙米等。

脑卒中是可以预防的，只要吃对了食物，疾病自然不会来敲门。

脑卒中患者的饮食要"高低有致"

脑卒中患者的饮食要做到"高低有致"，应在食谱中加入丰富的优质蛋白，多吃富含维生素、纤维素的食物，少吃油腻食品、糖果等，尤其要少喝含糖量高的饮料，比如脑卒中患者不宜在茶中放糖。

对于酒，脑卒中患者更不要碰。李时珍在《本草纲目》里说："痛饮则伤神耗血，损胃亡精，生痰动火。"现代医学研究认为，酗酒可引发脑卒中等疾病，因此，脑卒中患者不要喝酒。那么，脑卒中患者的饮食方案，怎样才能做到"高低有致"呢？

1.高蛋白

蛋白质是构成机体的根本要素，可保证机体的能量供给。蛋白质内的多种氨基酸又是人体及脑代谢的必需物质。脑卒中患者每日的蛋白质摄入量，应为每千克体重1克左右。

2.高维生素

维生素参与营养物质的吸收和代谢过程，可预防和治疗疾病。由于脑卒中患者多伴有高血压、动脉硬化等疾病，所以维生素 C 占有更重要的地位，饮食中应保证足够的数量。

3.高纤维素

纤维素本身无营养，但可促进肠管蠕动，保持排便的规律，增加粪便体积，防止便秘，保证机体消化功能的正常运行。

4.低糖

糖是提供能量的，脑卒中患者的活动量减少，因此热量消耗也比较少，不需要过多的糖来提供能量。而且糖摄入过量，可能导致心血管发病，因此脑卒中患者的饮食中应少糖。

5.低脂肪

脑卒中患者大多伴有动脉硬化和高血压，高脂肪饮食对心血管是有危害的，还会使体重增加，因此应选择低脂食物。

6.低盐

患有心脑血管疾病的人及高血压患者是不宜吃高盐食物的，而应选择清淡的饮食。同时要控制钙盐，以免出现泌尿系结石或异位钙化。钙的摄入量最好控制在每天600毫克左右。

脑卒中患者如果在饮食上做到"高低有致"，就能大大减少疾病加重和复发的机会，从而健康地生活。

食治脑卒中，简单又安全

脑卒中就是我们通常所说的脑中风，多见于老年人，是指突然发病的脑血液循环障碍性疾病，表现为猝然昏迷、不省人事或突然发生口眼歪斜、半身不遂、智力障碍等。冬季是此病的高发期。下面介绍一些食疗方：

1.大枣粥

《本草纲目》记载，枣具有益气养肾、补血养颜、补肝降压、安神壮阳、治虚劳损之功效。

材料：去核大枣7枚，橄榄5枚，大米适量。

制法：大枣、橄榄煮水取汁，放入大米煮粥食用即可。

功效：治中风、惊恐心悸、四肢沉重。

2. 山楂糖水

李时珍认为，山楂具有消积食、散瘀血的作用。

材料：山楂20克。

制法：煎水，加糖适量服用。

功效：用于动脉硬化及中风辅助治疗。

3. 葛根粉饭

根据《本草纲目》的记载，现代中医认为葛根有生津止渴、清热解毒、降压退火、抗病解毒、防癌抗癌之功效。

材料：葛根粉200克，大米250克。

制法：将大米煮至半熟，加入葛根粉拌匀，用急火煮熟即可食用。

功效：治中风、心神恍惚、言语失志。

4. 夏枯草瘦肉汤

李时珍认为，夏枯草味苦辛，性寒，有清肝火、散郁结的作用，长于明目。

材料：夏枯草10克，猪瘦肉80克。

制法：同煮汤服用。

功效：治中风、肝阳上亢。

5. 草决明海带汤

李时珍在《本草纲目》中介绍，草决明祛风散热、清肝明目，用草决明可治头、脑、耳、目等一切风热病症，有预防痱子之特效。

材料：草决明10克，海带20克。

制法：同煎水饮服。

功效：可作为中风辅助治疗方。

6.黑芝麻丸

李时珍在《本草纲目》说："服（黑芝麻）至百日，能除一切痼疾。一年身面光泽不饥，二年白发返黑，三年齿落更生。"黑芝麻作为食疗品，有益肝、补肾、养血、润燥、乌发、美容的作用，是极佳的保健美容食品。

材料：黑芝麻适量。

制法：将黑芝麻淘洗干净，重复蒸3次，晒干，炒熟研细，用炼蜜或枣泥为丸，每丸6克。每次服1丸，每日2～3次，温黄酒送下。

功效：补肝肾、祛风湿、润肠和血，适用于中风偏瘫、慢性便秘。

7.槐花方

据《本草纲目》记载，槐花具有去火降压、清心明目的功效。

材料：槐花适量。

制法：将槐花放入锅内，以文火微炒。每次取3～5粒于口中嚼食，每日3～5次。

功效：清热泻火、凉血止血，适用于中风失声。

8.双山茶

材料：山楂、山绿茶（冬青科海南冬青）各15克。

制法：上药水煎2次，取汁混匀，代茶饮用，每日1剂。

功效：清热解毒、活血通脉、消肿止痛，适用于中风后遗症偏瘫。

第二节

本草妙法甩开脂肪，给肝脏减压

健康自测：你的肝脏是否藏了过多脂肪

由于各种不良的生活方式，很多人患有不同程度的脂肪肝，那么，怎样知道自己的肝脏是否藏有过多脂肪呢？下面介绍一个简单的方法。患有脂肪肝的危险系数随分数增高而增大，如果得分超过6分，就有患脂肪肝的危险，建议你去医院检查一下。

（1）用体重（千克）除以身高（米）的平方：

A.大于28（2分）

B.24～28（1分）

C.小于24（0分）

（2）男性腰围大于90厘米，女性腰围大于80厘米：

A.是（2分）

B.否（0分）

（3）有无糖尿病史：

    A.自己有（2分）

    B.父母或兄弟姐妹有（1分）

    C.都没有（0分）

（4）体检时发现：

    A.血脂高（2分）

    B.血脂不高（0分）

（5）例行检查发现转氨酶：

    A.升高（2分）

    B.没有升高（0分）

（6）父母等直系亲属是否有脂肪肝：

    A.是（2分）

    B.否（0分）

（7）饮酒情况：

    A.饮酒超过5年以上，男性每周饮酒精量多于210克，女性多于140克（2分）

    B.饮酒，但未达到5年及上述指标量（1分）

    C.不饮酒（0分）

（8）经常食欲不振，恶心，呕吐：

    A.是（1分）

    B.否（0分）

（9）右侧上腹部感到肿胀，有隐痛：

    A.是（1分）

    B.否（0分）

（10）体重波动情况：

    A.一月内体重增加或减少超过5千克（含运动或药物减肥）

    （2分）

B.一月内体重增加或减少大于2千克，小于5千克

C.无波动（0分）

（11）有睡前喝牛奶或吃水果的习惯：

A.是（1分）

B.否（0分）

（12）肉类占日常所吃食品中的比例大于70%：

A.是（1分）

B.否（0分）

（13）一生病就吃药：

A.是（1分）

B.否（0分）

饮食有方，让脂肪肝患者不再为难

正常人在摄入结构合理的膳食时，肝脏的脂肪含量占肝脏重量的3% ~ 5%，但在某些异常情况下，肝脏的脂肪量明显增加。当肝脏的脂肪含量超过肝脏重量10%时，就称为脂肪肝。

脂肪肝多与进食不当有关，如摄取过多脂肪、胆固醇或甜食以及长期饮酒等。

控制热量会使体重逐渐下降，有利于肝功能恢复。忌用肉汤、鱼汤、鸡汤等。

高蛋白可保护肝组织并促进已损害肝细胞的再生。控制碳水化合物摄入比减少脂肪更有利于减轻体重和治疗脂肪肝。特别要控制进食蔗糖、果糖、葡萄糖和含糖多的糕点等。脂肪肝患者的饮食不宜过分精细，主食应粗细粮搭配，多吃蔬菜、水果及菌藻类，以保证摄入足够数量的食物纤维。这样既可增加维生素、矿物质供给，又有利于代谢废物的排出，对调节血脂、稳定血糖水平有良好效果。

脂肪肝患者如何在饮食上去脂

近年来，随着人们生活水平的不断提高，脂肪肝发病率呈上升趋势，我们应认识到脂肪肝的危害。饮食会导致脂肪肝，同样，脂肪肝也可以通过平衡膳食来预防和控制。

李时珍在《本草纲目》中介绍了许多舒肝和气的食物，下面我们来看看脂肪肝患者吃些什么才能有效去脂肪肝。

1.玉米须冬葵子赤豆汤

材料：玉米须60克，冬葵子15克，赤小豆100克，白糖适量。

制法：将玉米须、冬葵子煎水取汁，入赤小豆煮成汤，加白糖调味。分2次饮服，吃豆，饮汤。

功效：有舒和肝气、消痰化浊之功。

2.鲤鱼炖豆腐

材料：豆腐100克，鲤鱼1条（约250克），姜、葱、食盐适量。

制法：豆腐切小块，鲤鱼去鳞洗净，入水煮汤，加姜、葱、食盐调味，分2次食完。

功效：舒肝和气，有利于肝脏早日康复。

3.山楂茶

材料：生山楂30克。

制法：将山楂加水煎汤，代茶饮用。每日2剂。

功效：散瘀、消积化滞。

4.蘑菇豆腐汤

材料：蘑菇250克，豆腐200克，调料适量。

制法：按常法煮汤服食。每日1剂。

功效：清热润燥、益气解毒。

5. 大枣芹菜茶

材料：大枣10枚，芹菜（连根）120克。

制法：将材料加水煎汤，代茶饮用。每日1剂。

功效：补中益气、舒肝清热、祛风利湿。

6. 荷叶粥

材料：鲜荷叶1大张，粳米50克，冰糖适量。

制法：将荷叶洗净切丝，加水煎汤，去渣，放入洗净的粳米煮为稀粥，调入冰糖服食。每日1剂。

功效：清热解暑、升助脾阳、散瘀止血。

除了上面介绍的食疗方，民间流传的几个方子对防治脂肪肝也十分有效，附在这里可作为参考。

（1）白萝卜200克，切丝；鲜蒿子秆100克，切段。植物油80毫升，烧热后放花椒20粒，待炸焦后捞出，加白萝卜煸炒，烹入鸡汤少许，炒至七成熟时加蒿子秆、食盐、味精，出锅前用淀粉勾芡，淋香油少许，即可食用。适用于脂肪肝或肝病兼有胸腹胀满、痰多的患者。

（2）西瓜皮200克，刮去蜡质外皮，洗净；冬瓜皮300克，刮去绒毛外皮，洗净；黄瓜400克，去瓤心，洗净。均切成条块或细丝，用盐腌12小时后，取出三皮加味精、香油食用。对脂肪肝或肝病口臭、小便不利有功效。

（3）紫菜蛋汤：紫菜10克，鸡蛋1只，按常法煮汤。

（4）冬瓜皮、西瓜皮、黄瓜皮洗净一同入锅，加入适量水，熬煮取汁当茶饮。有利水消肿之功效。

（5）金钱草砂仁鱼：金钱草、车前草各60克，砂仁10克，鲤鱼1条，盐、姜各适量。将鲤鱼去鳞、鳃及内脏，同其他三味加水同煮，鱼熟后加盐、姜调味。

（6）黄芝泽香饮：黄精、灵芝各15克，陈皮、香附各10克，泽泻6克。将以上各味加水煎煮，取汁。分2～3次饮服。

（7）当归郁金楂橘饮：当归、郁金各12克，山楂、橘饼各25克。将上述4味同加水煎煮取汁。分2～3次饮服。

（8）红花山楂橘皮饮：红花10克，山楂50克，橘皮12克。将上述三味加水煎煮，取汁分2～3次饮服。

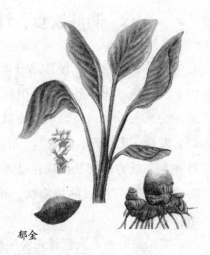
郁金

脂肪肝的饮食禁忌

食疗很重要，但是脂肪肝患者还应注意，不要因为疏忽而吃错了食物，这样不仅让食疗的功效大打折扣，还会加重病情。那么，脂肪肝患者应该少吃或者不吃哪些食物呢？

1.少食刺激性食物，如葱、姜、蒜、辣椒、胡椒等；严禁喝酒、咖啡和含酒精的饮料。

2.少用油煎、炸等烹饪方法，多用蒸、煮、炖、熬、烩等方法。

3.不宜食用蔗糖、果糖等纯糖食品。

4.不宜食蛋黄、甲鱼、葵花子。

5.低脂低糖低盐饮食：选用脱脂牛奶，少食动物内脏、肥肉、鱼子、脑髓等高脂肪、高胆固醇的食物，少食煎炸食物，少吃甜食，每天盐的摄入量控制在5克之内。

6.晚餐不宜吃得过饱，睡前不要加餐。

7.忌用动物油；植物油的总量也不能超过20克。

清肝饮食，让肝炎乖乖投降

肝炎，有急性、慢性之分。是因病毒、细菌、阿米巴等感染，毒素、药物、化学品中毒等引起肝脏发生炎性病变的一种疾病。多表现为恶心、食欲差、厌恶油腻、脘腹胀闷、大便时溏时秘、易疲劳、发热、出虚汗、睡眠差、肝区不适或疼痛、隐痛、肝功能异常、肝肿大、乏力等症状。现在已知肝炎至少可有甲、乙、丙、丁、戊等多种，具有极强的传染性，确诊后应对病人分床分食进行隔离治疗。

要预防肝炎，人们首先要注意饮食及饮水卫生，不抽烟、喝酒，少吃臭豆腐、豆豉等发酵食物，少吃油腻食物，多吃新鲜水果和蔬菜，如此就能有效维护肝脏的健康，有效抵御住肝炎的袭击。

饮食调养肝炎的目的在于减轻肝脏负担，促进肝组织和肝细胞的修复，同时可纠正营养不良的症状，预防肝性脑病的发生。但饮食调养的时候也要注意营养的适量摄入，防治能量不足和能量过剩，尤其是能量过剩可能加重肝脏负担，容易引发脂肪肝、糖尿病和肥胖等其他疾病。

病毒性肝炎患者应多进食高维生素食物如新鲜蔬菜、水果等，尽量选择低脂肪饮食，注意适当进食蛋白质食物如鸡蛋、豆浆等与糖类。但不可过分强调三高一低，否则会对恢复不利（有的人容易发生脂肪肝）。

下面给大家介绍两种清肝美食。

1. 田鸡煲鸡蛋

材料：田鸡30～60克，鸡蛋2个。

制法：将二者一起入锅同煲，饮汤吃蛋。

功效：具有清热利湿、退黄疸、滋阴润燥、扶正化邪等功效。

2.枸杞蒸鸡

材料：枸杞子15克，母鸡1只（约重1250克）。

制法：将母鸡在鸡肛门部开膛，挖去内脏，去毛洗净。枸杞洗去浮灰，装入鸡腹内，然后放入钵内（腹部向上），摆上姜、葱，注入清汤，加盐、料酒、胡椒面，隔水蒸2小时取出，拣去姜、葱，调好口味即成。食用枸杞子和肉，多喝鸡汤。每日2次，分4~6次吃完。

功效：补脾益肾，养肝明目。主治慢性肝炎肝肾阴虚、脾失健运。

吃对食物，让你的硬肝软下来

肝硬化由一种或几种病因长期或反复作用引起，是一种常见的慢性、进行性、弥漫性的肝病。特点主要表现为肝细胞变性坏死、肝细胞结节性再生、结缔组织增生及纤维化，导致正常肝小叶结构破坏和假小叶形成，肝逐渐变形、变硬而发展为肝硬化。晚期常出现消化道出血、肝性脑病、继发感染等严重并发症。20~50岁男性为肝硬化的高发人群，发病多与病毒性肝炎、嗜酒、某些寄生虫感染有关。传染性肝炎是形成肝硬化的重要原因。肝硬化患者常有肝区不适、疼痛、全身虚弱、倦怠和体重减轻等症状，也可以多年无症状显示。肝硬化还会引起黄疸、厌食等并发症状。

肝硬化多由肝炎等轻度肝脏疾病发展所致。要预防肝硬化，人们要注意补充蛋白质，多进食蛋、奶、鱼、瘦肉和豆制品；多吃含糖食物和水果，补充糖类物质；多食新鲜蔬菜、水果和动物肝类以便补充维生素，尤其要特别注意补充B族维生素和维生素A、维生素C。

伴随肝硬化疼痛的时常还有全身虚弱、厌食、倦怠和体重减轻症状，这些可以通过饮食来调节。以低脂肪、高蛋白、高维生素和易于消化饮食为宜，做到定时、定量、有节制。早期可多吃豆制品、水果、新鲜蔬菜，适当进食糖类、鸡蛋、鱼类、瘦肉；当肝功能显著减退并有肝昏迷先兆时，应对蛋白质摄入适当控制，提倡低盐饮食或忌盐饮食。食盐每日摄入量不超过1~1.5克，饮水量在2000毫升内，严重腹水时，食盐摄入量应控制在500毫克以内，水摄入量在1000毫升以内。

肝硬化患者禁忌进食酒、坚硬生冷和刺激性食物，也不宜进食过热食物以防并发出血。胆汁性肝硬化应禁食肥腻多脂和高胆固醇食物。有腹水时应忌盐或低盐饮食。肝昏迷时，应禁蛋白质。食道静脉曲张时应忌硬食，食用流质或半流质食物。消化道出血时应暂时禁食，以静脉补充营养。

1.软肝药鳖

材料：鳖一只，枸杞子50克，山药50克，女贞子15克，熟地15克，陈皮15克。

制法：将众多食材一并放入锅中，加水煎汤，鳖熟后去药渣，加调料食用即可。

功效：除湿、消肿，养护肝脏。

2.牛肉小豆汤

材料：牛肉250克，赤小豆200克，花生仁50克，大蒜100克。

制法：混合加水煮烂，空腹温服，分两天服完，连服20~30天。

功效：滋养、利水、除湿、消肿解毒，治疗早期肝硬化。

清胆利湿，食物是胆结石最佳的"溶解剂"

"胆绞痛，要人命"，这是对胆结石发作起来的苦痛的最佳写照。胆囊内胆固醇或胆红素结晶形成的一粒粒小团块就是胆结石，这主要是因为人体内胆固醇和血脂过高造成的。胆结石平时可能无明显症状，但当结石异位或嵌顿在胆管时开始发作，主要于晚餐后出现胆绞痛、胀痛，并伴有恶心呕吐、发热、黄疸等症状。

预防胆结石应注意饮食调节，膳食要多样，此外，富含维生素A和维生素C的蔬菜和水果、鱼类及海产类食物则有助于清胆利湿、溶解结石，应该多吃。每晚喝一杯牛奶或早餐进食一个煎鸡蛋，可以使胆囊定时收缩并排空，减少胆汁在胆囊中的停留时间，有效预防胆结石。坚果类食物也是预防胆结石的绝佳选择。

胆结石患者在饮食上要注意降低胆固醇和血脂，逐步溶解或引导排除结石。多补充维生素E、维生素A、维生素C和高纤维，多吃粗粮、水果蔬菜和动物内脏等食物。

胆结石患者少吃内脏、蛋黄等富含胆固醇的食物。禁食如马铃薯、地瓜、豆类、洋葱等容易产生气体的食物。脂肪含量多的高汤也在禁忌之列。少吃生冷、油腻、高蛋白、刺激性食物及烈酒等易助湿生热，使胆汁瘀积。加工食品和高糖分的食物也要避免进食。

豆薯拌番茄

材料：豆薯（又称凉薯）200克，大番茄100克，金橘酱3大匙，黑芝麻少许。

制法：将番茄、豆薯洗净切条状，放入容器里。加入金橘酱、黑芝麻拌匀，凉拌2小时后即可食用。

功效：不但消暑，还能预防胆结石、减少胆固醇。

第三节
《本草纲目》: 食物是最好的 "胃肠保护伞"

健康自测: 哪些症状是胃肠疾病的征兆

如果最近三个月, 你的身体出现过下述状况, 就应该引起注意了。这些症状表示你的胃肠可能出了一些问题, 可以根据测试结果来选择治疗办法。

测试办法很简单, 根据你最近三个月的身体状况, 在符合自己情况的项目上打对号, 检查自己是否患了胃肠道疾病。

1.常常感觉食物堵塞在胸口, 迟迟不肯下去。

2.吐酸水, 有胃灼热的感觉。

3.口臭明显, 饭后常打嗝。

4.经常呕吐。

5. 经常腹痛或心窝痛。

6. 大便如板油样，呈黑色。

7. 虽然没有便秘，但是大便变短变细，或扁平状。

8. 反复出现腹泻或便秘。

9. 便中混血。

以上这些症状，即使只有一项符合你也要注意，如果有2～6项打了对号，那就要接受胃部检查，7～9项符合，就要做肠道检查。

治疗胃溃疡的"美食法"

胃溃疡是一种常见病，各个年龄段的人都可能患过本病，但是45～55岁最多见。胃溃疡大多是由于不注意饮食卫生、偏食、挑食、饥饱失度或过量进食冷饮冷食，或嗜好辣椒、浓茶、咖啡等刺激性食物造成的。

胃溃疡如果不能治愈，有可能反复发作，因此，治疗是一个长期过程。患者除了配合医生的治疗外，还应该在饮食上多加注意。

据《本草纲目》记载，桂花蜜能"散冷气，消瘀血，止肠风血病"，对胃溃疡有不错的疗效。因此，胃溃疡患者可以根据自己的身体状况适量食用桂花蜜。此外，下面介绍的一些食疗方对胃溃疡也有不错的疗效。

（1）新鲜猪肚1只，洗净，加适量花生米及粳米，放入锅内加水同煮。煮熟后加盐调味，分几次服完。数日后可重复一次，疗程不限。

（2）花生米浸泡30分钟后捣烂，加牛奶200毫升，煮开待凉，加蜂蜜30毫升，每晚睡前服用，常服不限。

（3）蜂蜜100克，隔水蒸熟，每天2次，饭前服，2个月为1个疗程。饮食期间禁用酒精饮料及辛辣刺激食物。

（4）鲜藕洗净，切去一端藕节，注入蜂蜜仍盖上，用牙签固定，蒸熟后饮汤吃藕。另取藕一节，切碎后加适量水，煎汤服用。对溃疡病出血者有效，但宜凉服。

（5）新鲜马兰头根30克，水煎服，每日1剂。

（6）大麦芽（连种子的胚芽）、糯稻芽33克，水煎服。

（7）新鲜包心菜捣汁1杯（200～300毫升），略加温，食前饮服，1日2次，连服10天为1个疗程。

（8）鲜土豆500克，蜂蜜、白糖、糖桂花、植物油各适量。先将鲜土豆洗净去皮切小方丁；炒锅上火，放油烧热，下土豆炸至黄色，捞出沥油，放入盘中。另起锅，加水适量，放入白糖，煮沸，文火热至糖汁浓缩，加入蜂蜜、糖桂花适量，离火搅匀，浇在炸黄的土豆丁上，即成。佐餐食用。

马兰

（9）三七末3克，鸡蛋1个，鲜藕250克。先将鲜藕去皮洗净，切碎绞汁备用；再将鸡蛋打入碗中搅拌；加入藕汁和三七末，拌匀后隔水炖50分钟即可。每日清晨空腹食1剂，8～10日为1个疗程。

（10）新鲜卷心菜洗净，捣烂绞汁，每天取汁200克左右，略加温，饭前饮两勺，亦可加适量麦芽糖，每天2次，10天为1个疗程。

（11）鸡蛋1个，打入碗中，用筷子搅匀，用滚烫的开水冲熟后即可食用。

胃溃疡的饮食禁区

根据《本草纲目》的记载，加上现代医学的研究，这儿再介绍一下胃溃疡患者在饮食上应注意规避的禁区。

1.溃疡病患者不宜饮茶。因为茶作用于胃黏膜后，可促使胃酸分泌增多，尤其是对十二指肠溃疡患者，这种作用更为明显。胃酸分泌过多，便抵消了抗酸药物的疗效，不利于溃疡的愈合。因此，为了促进溃疡面的愈合，奉劝溃疡病患者最好不饮茶，特别是要禁饮浓茶。

2.溃疡病患者不宜食用各种酒类、咖啡和辛辣食品，如辣椒、生姜、胡椒。腌制过咸和含粗纤维素较多的食物以及糯米制作的食物，亦应尽量避免食用。

3.饥一顿饱一顿：饥饿时，胃内的胃酸、蛋白酶无食物中和，浓度较高，易造成黏膜的自我消化；暴饮暴食又易损害胃的自我保护机制，胃壁过度扩张，食物停留时间过长等都会促成胃损伤。

4.晚餐过饱：有些人往往把一天的食物营养集中在晚餐上，或者喜欢吃夜宵或睡前吃点东西，这样做不仅造成睡眠不实，易导致肥胖，还可因刺激胃黏膜导致胃酸分泌过多而诱发溃疡产生。

5.狼吞虎咽：食物进入胃内，经储纳、研磨、消化变成乳糜状，才能排入肠内。如果咀嚼不细、狼吞虎咽、食物粗糙就会增加胃的负担，延长停留时间，可致胃黏膜损伤。另外，细嚼慢咽能增加唾液分泌，而使胃酸和胆汁分泌减少，有利于胃的保护。

6.溃疡患者忌饮牛奶。牛奶鲜美可口、营养丰富，曾被认为是胃溃疡和十二指肠溃疡患者的理想饮料，但研究发现，溃疡患者饮牛奶会使病情加重。因为牛奶和啤酒一样，可以引起胃酸的大量分泌。牛奶刚入胃时，能稀释胃酸的浓度，缓和胃酸对胃溃疡、十二指肠溃疡刺激，可使上腹不适得到暂时缓解。但片刻之后，牛奶又成了胃黏膜的刺激因素，从而产生更多的胃酸，使病情进一步恶化。因此，溃疡病患者不宜饮牛奶。

7.酸梨、柠檬、杨梅、青梅、李子、黑枣、未成熟的柿子、柿饼等不宜食用。

特效饮食让胃炎不再找麻烦

胃炎是一种常见病，即胃黏膜的炎症，分为急性胃炎和慢性胃炎。

急性胃炎主要表现为上腹疼痛、不适，食欲下降，恶心呕吐，有时伴腹泻，严重者还会引起呕血、便血等症状。

慢性胃炎为临床常见病，而其发病多与饮食习惯有密切关系，如长期饮用烈性酒、浓茶、咖啡、过量的辣椒调味品，以及摄入过咸、过酸及过粗糙的食物，反复刺激胃黏膜，更重要的还有不合理的饮食习惯、饮食不规律、暴饮暴食等而使胃黏膜变性。主要表现有上腹饱闷或疼痛、食欲不佳、恶心呕吐、胃灼热、腹胀等症状。因此，合理的饮食调理对治疗慢性胃炎有重要的意义。

《本草纲目》中记载了山药的功效，"益肾气，健脾胃，止泻痢，化痰涎，润皮"。而且山药煮粥或者用冰糖煨熟后服用，对慢性胃炎、慢性肠炎、慢性肾炎属脾胃虚弱者均有良好的疗效。

用山药治胃炎，关键是要坚持。山药的做法很多，可以根据个人口味变换花样，当然最好选用较清淡的做法。

1.急性胃炎应该怎么吃

（1）肉桂2～3克，粳米50～100克，红糖适量。将肉桂煎取浓汁去渣，再用粳米煮粥，等粥煮沸后，加入肉桂汁和红糖同煮。

（2）柚子1个（留在树上用纸包好，等霜后摘下）切碎，童子鸡1只（去内脏），放入锅中，加入黄酒、红糖适量煮到烂熟，1～2天内吃完。适用于寒冷胃痛。

（3）将炒扁豆100克、山药100克、大米70克一起煮粥，分次服用。有健脾益胃的功效，经常服用可以预防胃病。

（4）橘皮200克，生姜50克，川椒10克，加入2000毫升水中，煮成1000毫升，分多次服用。治疗寒证急性胃痛。

（5）白米50克，生姜粒、陈皮各5克，加水1000毫升，煮成稀粥，调味后，分次少量温服，以生津增液和胃。适用于平素脾胃亏虚而感寒邪的患者。

（6）鲜藕适量，粳米100克，红糖少许。将鲜藕洗净，切成薄片，粳米淘净。将粳米、藕片、红糖放入锅内，加清水适量，用武火烧沸后，转用文火煮至米烂成粥。每日2次，早晚餐食用。

（7）橙子1只，蜂蜜50克。将橙子用水浸泡去酸味，然后带皮切成4瓣。橙子、蜂蜜放入锅内，加清水适量，用武火烧沸后，转用文火煮20~25分钟，捞出橙子，留汁即成。代茶饮。

（8）枸杞25克，藕粉50克。先将藕粉加适量水小火煮沸后，再加入枸杞，煮沸食用。每日2次，每次100~150克。

（9）蜂蜜20克，鲜桃1个。先将鲜桃去皮，去核后榨成汁，再加入蜂蜜和适量温开水即成。每日1~2次，每次100毫升。

（10）白扁豆研粉，温水送服，每次服15克，一日3~4次；或扁豆33~66克，煎水，分2~3次饮服。

（11）老柚皮15克，细茶叶10克，生姜2片，水煎服。适用于急性胃肠炎。

2.慢性胃炎应该怎么吃

（1）粳米50克，桂花心2克，茯苓2克。粳米淘净，桂花心、茯苓放入锅内，加清水适量，用武火烧沸后，转用文火煮20分钟，滤渣，留汁。粳米、汤汁放入锅内，加适量清水，用武火烧沸后，转用文火煮，至米烂成粥即可。每日1次，早晚餐服用。

（2）牡蛎火煅研细末，每次6~15克，以布包后煎，饭前服下。或将牡蛎研极细末，用米汤送服，每次服1克，日服2~3次，对防治胃酸过多的慢性胃炎有效。

（3）核桃绿皮，治胃炎、胃及十二指肠溃疡疼痛。在农历六月上旬，采集刚生带绿皮核桃3千克，打碎装入广口瓶内，加烧酒5千克（60%），在阳光下连晒20~30天，待酒与核桃由橙黄色变为黑色为止，纱布过滤，滤液加糖浆1350毫升，每日1~2次，或痛时服，10分钟见效。

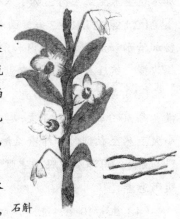

石斛

（4）鲜石斛30克，粳米50克，冰糖适量。取石斛30克，加水200毫升，用文火久煎取汁约100毫升，去渣；再加冰糖、粳米，同入砂锅内，加水400毫升左右，煎至粥稠停火。分早晚两次温热服下，7天为一个疗程，主治胃热阴虚型慢性胃炎。

（5）姜汁适量，大米100克。先将大米用水浸泡后，用麻纸5～6层包好，烧成灰，研细末，早晚2次服完。饭前用姜水冲服，轻者1剂，重者连服3剂，服药后1周内以流食为主，勿食生冷油腻之物。本方对慢性胃炎有较好疗效，对病情轻、病程短者疗效更佳。

饮食战略打退肠炎的进攻

肠炎是肠黏膜的急性或慢性炎症。肠炎不是一种独立性疾病，它常涉及胃和结肠。因此，所谓的肠炎，实际上是胃炎、小肠炎和结肠炎的统称。肠炎的发病原因较多，但无论哪一种都离不开饮食的调养。

虽然说"得了肠炎，命丢了一半"，但大可不必太担心。李时珍在《本草纲目》中记载了很多保护胃肠的食物，加上现代医学对此也十分有研究，只要在医生的指导下运用下面的食疗方，就一定能打退肠炎的进攻。

（1）干荔枝肉50克，山药、莲子各10克，粳米50克。将前三味捣碎，加水适量煎至烂熟时，加米入锅煮成粥。每日晚餐服食，可补脾益肾。

（2）紫皮蒜1～2头，面粉50克。大蒜去皮洗净，捣成蒜泥，面粉加清水和成糊状。锅内加水200毫升，烧开，将面糊缓缓搅入，边倒边搅，然后放入蒜泥、食盐少许调味。

（3）鲜石榴皮1000克、蜂蜜300克，石榴皮洗净切碎，加水煎煮；每30分钟取煎汁1次，再加水煎煮，共取2次煎汤；合并煎汤以小火煎熬至黏稠时加蜂蜜至沸停火，冷后装瓶待用。每日2次，每次服1汤匙，用沸水冲服，连服1周，理气舒肝为主，适用于腹部胀痛、腹泻患者。

（4）生姜10克，洗净，切丝，乌梅肉30克剪碎，绿茶5克，以沸水冲泡，加盖并保温浸半小时，再加少量红糖趁热顿服。每日3次。

（5）黑木耳50克，加水2大碗，文火煮至烂熟，约存1碗，放少量盐及醋。食木耳，再服汁，每日2次。本品性甘、平，有凉血止血之功效，适用于便血伴腹痛、胸闷者。

（6）酸枣仁30克，粳米200克，炒熟酸枣仁，加水适量煎煮，滤取药汁，放入洗净的粳米，加水煮成粥，分3～5次服。有养阴、补心安神之功效。适用于久病体虚、心悸失眠的患者。

饮食禁忌，从"肠"计议

肠炎患者要注意饮食调养和饮食卫生，避免食用刺激性和纤维多的食物，如辣椒、芥末等辛辣食物，以及白薯、芹菜等多渣食物。疾病发作时，应忌食生蔬菜、水果及带刺激性的葱、姜、蒜等调味品。

应少吃产气食物及甜食。《本草纲目》中记载，排气、肠鸣过强时，应少食蔗糖及易产气发酵的食物，如大豆、白萝卜、南瓜、黄豆、生菜、干豆、葱、蒜、红薯等。不易消化的食物、生冷食物、有强刺激性的食物也不要吃。

有些人爱吃水果，但是如果有肠炎，就不要吃香蕉、梨等偏寒、具有滑肠功能的水果。

多油及含脂肪太多的食物，除不易消化外，其滑肠作用又会使腹泻症状加重。烹调各种菜肴应尽量少油，并经常采用蒸、煮、焖、余、炖、水滑等方法。

肠炎患者要注意蛋白质及维生素的摄入。在日常饮食中适当多选用一些易消化的优良蛋白质食品，如鱼、蛋、豆制品以及富含维生素的嫩绿叶蔬菜、鲜果汁和菜汁等。慢性肠炎患者的消化吸收功能较差，宜采用易消化饮食，一次进食量不宜过多。另外，要注意给身体提供足够的热量、蛋白质、无机盐和维生素，尽可能避免出现营养不良性低蛋白血症，以增强体质，早日康复。

消化不良，找"本草牌"健胃消食方

消化不良是胃肠紊乱的一组症状。一般吃东西过快的人容易发生消化不良，或者食物太油腻、吃得太多，以及精神紧张或抑郁等都会引起消化不良。

如果一个人消化不良，那么可能出现胀气、腹痛、腹胀、恶心、呕吐和饭后胃灼热，也会有胃灼热或口腔出现酸液、苦味等现象，还可能经常打嗝。

日常生活中，当我们消化不良时，老人们常让我们吃一块萝卜，说萝卜能顺气。李时珍在《本草纲目》中说，萝卜生吃可以止渴消胀气，熟食可以化瘀助消化。那么，萝卜应该怎么吃才既美味又有治疗作用呢？下面我们来介绍一款健脾养胃、消积化滞的食疗方。

1.猪肚萝卜汤

材料：猪肚150克，萝卜120克，调料适量。

制法：按常法煮汤服食，每日1剂。

功效：脾胃虚弱所致的消化不良。

2.山楂麦芽茶

材料：山楂、炒麦芽各10克。

制法：将材料放入杯中，用沸水冲泡，代茶饮用。每日1~2剂。

功效：健胃、消食。适用于肠胃虚弱、食积不化等。

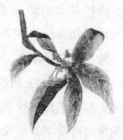

3.桂皮山楂汤

材料：桂皮4克，山楂10克，红糖30克。

制法：水煎服，每日2剂。

桂

功效：温中祛寒、健脾消食。适用于过食寒凉所致的伤食、纳少等。

4.山楂肉粥

材料：山楂30～40克，粳米60克，红砂糖10克，肉末60克。

制法：先将山楂煎取浓汁，去浮渣后加入粳米、肉末一同煮成粥，食用时加红糖，空腹食用效果更佳。

功效：消食降气。适用于消化不良。

5.番木瓜方

材料：番木瓜鲜果适量。

制法：生吃或煮食番木瓜均可。

功效：健脾醒胃、清暑消渴、疏肝化郁。适用于消化不良、胃脘不适等。

6.白术菊花肫

材料：鸭肫200克，白术20克。A料：盐、味精、太白粉、黄酒、醋、酱油各适量。B料：葱末、姜末、青蒜各1大匙，麻油适量。

制法：将鸭肫洗净，每个切成4块，在切口处划出交叉口，放沸水中汆一下，待肫花翻开时捞起。将白术加水1杯煎煮30分钟，滤取药汁约1大匙，放在小碗中，加入一部分A料拌匀备用。炒锅下油烧热后，放入肫花翻炒至熟，再加剩余A料拌炒至汁稠，加入B料，炒匀即可。

功效：健脾和胃、补中益气。适合脘腹胀闷、消化不良等。

《本草纲目》中的腹泻食疗方

腹泻是指排便次数增加，每日3次以上，粪便质清稀，甚至大便如水样，有的还伴有脓血、黏冻。腹泻可能是一种单独的疾病，也可能是其他疾病的一种表现，一年四季都可能发生，但夏天和秋天较多见。

李时珍在《本草纲目》中记载了以下几种治疗腹泻的食疗方：

（1）《本草纲目》记载："治脾虚滑泄：乌骨母鸡1只，洗净。用豆蔻一两，草果二枚，烧存性，掺入鸡腹内，扎定煮熟，空腹食之。"可补虚劳羸弱，能治脾虚滑泄。

（2）白胡椒、生姜、紫苏各3克，水煎服，十分有效。也有用胡椒30枚，研成末，以黄酒饮用，适用于寒湿腹泻者。

（3）椒红60克，炒后研末，每日服3次，每次服2～3克，浓米汤送服。花椒适宜阳虚型腹泻和寒湿（风寒）型腹泻。

此外，以下治疗腹泻的食疗方也广为流传，均有不错的效果。

1.鲜藕饮

材料：鲜嫩藕1500克。

制法：新鲜嫩藕洗净，捣烂后取汁，分2次用开水冲服。

功效：清热凉血、开胃止泻。适用于肠炎泄泻、食欲不振、发热者。

2.苹果方

材料：苹果适量。

制法：苹果，洗净，去皮核，捣烂如泥，每日4次，每次100克。苹果1只，洗净去皮，切成薄片，放入碗中加盖，隔水蒸熟，分2次饮用。苹果1只，去皮核，切碎；粳米30克，炒黄，加入煎煮，饮用。

功效：对脾虚纳呆、泄泻有很好的作用。

3.榛子散

材料：榛子仁适量。

制法：将榛子仁炒至焦黄，研为细末。每次1匙，每日2次，空腹以红枣5～7枚煎汤送服。

功效：益气力、补脾胃。适用于脾虚腹泻。

4.小米山药大枣粥

材料：小米30克，山药15克，大枣5枚。

制法：按常法煮粥服食。每日2剂。

功效：健脾养胃、益气止泻。适用于脾胃虚弱所致的腹泻。

5.扁豆粥

材料：白扁豆60克，粳米150克，红糖适量。

制法：按常法煮粥服食。每日1剂。

功效：健脾止泻、清暑化湿。适用于脾胃虚弱所致的慢性腹泻、食欲不振等。

下面是腹泻者食物宜忌一览表。

食物类别	忌食	宜食
蔬菜类	花菜、荠菜、韭菜、芹菜、洋葱、青椒、毛豆、生菜、金针菜、四季豆、苦瓜、丝瓜	蔬菜嫩叶、菜泥、马铃薯、冬瓜、黄瓜、苋菜、油菜、香菜
水果类	番石榴、梨、凤梨、阳桃、柿饼、生冷瓜	香蕉、葡萄、西瓜、橘子、过滤的果汁
肉类	经油炸、油煎的肉类、蛋、火腿、香肠、腌肉、肥肉	鸡、鱼、牛肉、嫩猪肉、动物内脏、蛋
五谷、根茎类	油煎物、玉米、糙米饭、芋头、胚芽饼等	白米、米制品、面粉及其制品
其他	含粗纤维的核果、干果、烈酒、油煎炸食物、过甜糕点、果冻	盐、糖、蜂蜜、茶、豆浆、豆花、米汤

食疗帮你甩掉烦人的便秘

如果一个人排便次数减少，每2～3天或更长时间一次，而且无规律性，粪质干硬，常伴有排便困难感，那么，他很可能出现便秘了。一年中，秋天气候干燥，是便秘的高发期。

便秘的人要多吃一些滋阴润燥、能够促进肠蠕动的食物。据《本草纲目》记载，蜂蜜具有滋阴润燥的功能，最适合便秘者食用。那么，蜂蜜应该怎么吃呢？

1.蜂蜜方

材料：蜂蜜半杯。

制法：每天饭前空腹以温开水化服蜂蜜半杯。每日2次，长期坚持服用，可见疗效。

功效：清热解毒、润燥滑肠。适用于大便秘结、习惯性便秘。

2.蜂蜜麻油汤

材料：蜂蜜50克，麻油25克。

制法：蜂蜜放入碗内搅拌起泡沫，边搅边将麻油缓缓掺入蜂蜜中，再搅匀即可。用开水冲饮（可冲开水约1000克），代茶饮。

功效：适用于肠燥便秘者。

此外，新鲜蔬菜，加食糠皮、麦麸、粗粮等，可增加饮食中纤维的摄取量，以促进肠蠕动，减少便秘发生。大量饮水对保持肠道清洁通畅、软化粪便大有益处。

适量食用易产气蔬菜，如土豆、萝卜、洋葱、黄豆、生黄瓜等。气体在肠内鼓胀能增加肠蠕动，可下气利便。食用果胶含量多的食品，如苹果、香蕉、胡萝卜、甜菜、卷心菜、柑橘等可软化大便，减轻症状。下面推荐几款简单有效的食疗方。

1.香蕉粥

材料：香蕉200克，粳米50克。

制法：香蕉切成薄片，粳米淘洗干净后煮粥，粥成时加入香蕉皮，再煮约10分钟即可。

功效：适用于大便干结、小便短赤、身热、心烦、腹胀腹痛，口干口臭。不要同时吃大量的鱼、肉、蛋等高蛋白食物，以免造成胃石症。

2.黑芝麻丸

材料：黑芝麻适量。

制法：将黑芝麻淘洗干净，上笼蒸3次，晒干，炒熟，研为细末，用炼蜜或枣泥为丸，每丸约6克。每次服1丸，每日2~3次，温黄酒送下。

功效：润肠、和血、补肝胃、乌须发。适用于习惯性便秘。

3.芋头粥

材料：芋头250克，大米60克。

制法：按常法煮粥服食。每日1剂。

功效：散结、润肠、通便。适用于大便
干燥硬结者。

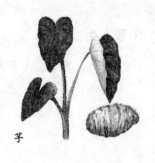

芋

简单食疗胃痛消

胃是人体的消化器官，如果饮食不当，或者因为气候变化而让胃
部受损，胃就会发出警告或者抗议，它会让我们感觉疼痛，以提醒我
们它受到了伤害，赶紧采取措施保护它。

当我们胃痛的时候该怎么办呢？有的人说吃药，但是大多数药物
只能治标而不能治本。那么，有什么办法能从根本上把胃养好呢？

养胃贵在平时注意饮食，除了前面讲到的一些养胃食物，比如
《本草纲目》中提到的山药、小米等，这里再介绍几种专治胃疼的食
疗方。

1.佛手茶

材料：鲜佛手12～15克。

制法：将佛手洗净切片，放入杯中，用开水冲泡，代茶饮用。每
日2剂。

功效：芳香理气、健胃止呕、止痛。适用于肝胃气痛（包括慢性
胃炎、胃神经痛等）。

2.大茴香酒

材料：大茴香9克，黄酒适量。

制法：将大茴香加酒煎服。每日1～2剂。

功效：行气暖胃、调中止呕。适用于胃气痛。

3.萝卜生姜汁

材料：萝卜、生姜各适量（萝卜10份，生姜1份），食盐少许。

制法：将萝卜、生姜洗净捣烂，取汁，加食盐调匀。每次服150毫升，每日2~3次。

功效：宽中下气、和胃止痛。适用于胃脘部阵发剧痛、腹胀等。

4.老姜红糖膏

材料：老姜、红糖各610克。

制法：将老姜洗净，捣烂取汁，隔水蒸沸，加入红糖溶解即成。每日1剂，2次分服。

功效：温中散寒、和胃止痛。适用于胃寒疼痛。

以食为药，赶走霍乱

霍乱是一种急性肠道传染病，轻者腹泻，重者剧烈吐泻大量米泔水样的排泄物，并引起严重脱水、酸碱失衡、周围循环衰竭及急性肾功能衰竭。夏季是霍乱的高发期，因此一定要注意保护好胃肠。下面介绍几款《本草纲目》中记载的防治霍乱的食疗方。

1.丁香汤

材料：丁香14枚。

制法：将丁香加水煎汤，顿服。

功效：温脾胃、止霍乱。适用于霍乱呕吐。

2.扁豆散

材料：白扁豆100克，米醋适量。

制法：将白扁豆炒黄，捣碎研末，每次服10克，每日2次，以米醋送服。

功效：消炎、解毒、止泻。适用于霍乱吐泻、手足抽搐等。

3.醋盐方

材料：米醋150毫升，精盐少许。

制法：将米醋放入瓷器内，烧沸后加入精盐即成，一次服下。

功效：解毒杀虫、止呕止泻。适用于霍乱吐泻。

本草食疗，提升你下垂的胃

现代人生活忙碌，工作压力大，饮食不当，长期过度劳累，很容易出现胃下垂。一旦得了胃下垂，除了要调整自己的作息时间和心态，还应在饮食上下点功夫。下面是《本草纲目》中提到过的几种养胃健脾的食疗方，对治疗胃下垂有不错的效果。

1.胡椒猪肚汤

材料：猪肚250克，白胡椒粉15克，调料适量。

制法：按常法煮汤服食，每日1剂。

功效：健脾益气、温中升阳。适用于胃下垂。

2.黄芪枳壳炖鲫鱼

材料：鲫鱼500克，黄芪40克，炒枳壳15克，调料适量。

制法：将鲫鱼宰杀，去鳞及肠杂，洗净，与黄芪、枳壳共置锅内，加水炖烂，拣出黄芪、枳壳，调味服食。每日1剂，2次分服。

功效：补中益气、升阳固脱。适用于胃下垂、脱肛等。

3.韭菜子蜂蜜方

材料：韭菜子60克，蜂蜜120克。

制法：将韭菜子捣烂，加蜂蜜调匀，用温开水冲服。每日1剂，2次分服。

功效：温肾壮阳、固精、健胃。适用于胃下垂、阳痿、遗精等。

第四节

肾气十足不难，
看看李时珍的肾病食疗方

为肾盂肾炎患者开出的食疗单

肾盂肾炎是由各种病原微生物感染直接引起的肾小管、肾间质和肾实质的炎症。在治疗上常规治疗配以食疗效果会更好。下面就介绍几种食疗的方法。

1.黄芪鲫鱼汤

材料：黄芪7克，鲫鱼1条（200克）。

制法：将鲫鱼去鳞、鳃及内脏，洗净，与黄芪共置砂锅内，加水煮熟，不加盐，淡食。每日1剂。

功效：益气补肾、利尿消肿。适用于脾肾亏虚型肾盂肾炎。

2. 公英二草汤

材料：蒲公英、车前草、金钱草各30克。

制法：水煎服。每日1剂，2次分服。

功效：清热解毒、利湿通淋。适用于膀胱湿热型肾盂肾炎。

3. 甘蔗鲜藕饮

材料：鲜甘蔗、鲜藕各500克。

制法：将甘蔗洗净，去皮切碎，捣烂取汁；鲜藕洗净，去节，切碎，捣烂取汁。将二汁合并，调匀饮服。每日1剂，3次分服。

功效：养阴清热、止血。适用于肾阴亏虚型肾盂肾炎。

急性肾炎患者共享饮食疗法

说到肾炎，许多人也许不以为然，殊不知肾炎一旦演变成肾功能衰竭尿毒症，它对人类的危害程度就不亚于某些癌症。肾炎可以发生于任何年龄阶段，因此，一定要引起注意。

我国幅员辽阔，南北气候不同，因此同一种病在不同的地区，其高发期也不同。就肾炎来说，在我国北方，冬春季是咽炎、上呼吸道感染、扁桃体炎的多发季节，因此90%以上的急性肾炎都发生在这两个季节；而在南方，夏天气候湿热，蚊虫多，叮咬皮肤后搔抓容易引起皮肤感染，也容易患皮肤疖肿。所以，30%～80%的急性肾炎发生在夏季。

如果患了急性肾炎，除了配合医生的药物治疗以外，还应该在饮食上注意保养。下面是一些对急性肾炎十分有效的食疗方。

1. 羊肺冬瓜汤

材料：羊肺250克，冬瓜250克。

制法：将羊肺洗净，切成条状，锅中放油炒熟。冬瓜切片，加水适量，文火炖煮。可放葱、姜调味，不加盐。每日1剂，随意食用，一周为1疗程，间隔3日，继进下一疗程。

功效：可治疗急、慢性肾炎水肿。

2.胡萝卜缨

材料：胡萝卜缨500～700克。

制法：蒸熟服食。连服1周。

功效：可消肿。

3.三鲜冬瓜汤

材料：冬瓜500克，水发冬菇100克，罐头冬笋100克，菜油50克，鲜汤1000克。

制法：将冬瓜削皮，去瓤洗净，切成0.5厘米厚的片；冬笋切成0.2厘米厚的片；冬菇去蒂，切成薄片。锅洗净置旺火上，倒入菜油烧至七成热时，放入冬瓜微炒，掺入鲜汤。将冬瓜煮到快熟时，下冬笋片、冬菇片同煮至冬瓜变软，加入精盐调味起锅，入汤盆上桌即可。

功效：有利尿消肿之功。

4.绿豆葫芦粥

材料：绿豆50克，葫芦壳50克，冬瓜皮50克，西瓜皮50克。

制法：先煮绿豆，再将后几味切成碎块加入锅内一起煎煮，成粥后随意食用。

功效：利尿消肿。

5.鲤鱼冬瓜饮

材料：鲤鱼1条（250克），冬瓜皮100克。

制法：煎汤频饮，可少加秋石，不能用盐。

功效：鲤鱼滋补脾胃又能利尿，每百克含蛋白质15克、脂肪1.2

克，还有钙、磷、铁等多种营养成分，配合冬瓜皮利水作用更强，具有补养与利尿之功。

6.芥菜鸡蛋

材料：鲜芥菜60克，鸡蛋1个。

制法：将芥菜切碎煮半熟后放入鸡蛋，作为芥菜蛋汤顿服。每日2次。

功效：此汤可补肾利水，消除肾炎引起的水肿。

7.玉米须饮

材料：玉米须100克。

制法：玉米须加水1000毫升，煎煮20～30分钟，熬成300～400毫升液体，过滤后，每日2次分服。

功效：适宜于水肿明显兼高血压者服食，可用于急性肾炎之风热郁肺、湿毒蕴结型，或慢性肾炎之肝肾阴虚、肝阳上亢型。

8.冬瓜汤

材料：冬瓜500克。

制法：将冬瓜煮汤3大碗，分3次服。

功效：适用于急性肾炎之风热郁肺、湿毒蕴结型和热毒内攻、灼伤阴血型。

给慢性肾炎患者的食疗方

上面讲了急性肾炎，那么，慢性肾炎又应该怎样食疗呢？下面这些食疗方，其原料大多选自《本草纲目》中记载的有补肾益肾功能的食物，对慢性肾炎均有良好的效果。

1.冬瓜煲鸭肾

材料：鸭肾2只，冬瓜900克，江珧柱3粒。

制法：冬瓜洗净连皮切大块；鸭肾洗净，凉水涮过。江珧柱浸软。把适量水煲滚，放入冬瓜、江珧柱、鸭肾，煲滚以慢火煲2小时，下盐调味。

功效：清热，补脑。

2.乌鱼汤

材料：鲜乌鱼500克，茶叶200克，茅根500克，冬瓜皮500克，生姜50克，红枣300克，冰糖250克，葱白7根。

制法：先将茶叶、茅根、冬瓜皮、生姜加水适量煎熬成汤，去渣后浓至1000毫升左右。放入鲜乌鱼（去肠，洗净），小火煮至鱼熟烂，加入冰糖、葱白。每日3次，分顿食之，喝汤食乌鱼。

3.熟地山药汤

材料：熟地60克，山药60克，蜂蜜500克。

制法：将熟地、山药洗净倒入砂锅中，加冷水1200毫升，用小火煎煮约40分钟，滤取药液加水复煎，合并两次药液，倒入盆中，加蜂蜜，加盖不让水蒸气进入，用旺火隔水蒸2小时，离火，待冷装瓶，备用。日服2次，每次10克，饭后温开水送服。

功效：对慢性肾炎病人体弱者有调养作用。

4.党参煲汤猪肾

材料：党参、黄芪、芡实各20克，猪肾1个。

制法：先将猪肾剖开去筋膜洗净，与药共煮汤食用，每日1次。

功效：具有补气健脾固肾之功，适用于恢复期的慢性肾炎患者。

5.复方黄芪粥

材料：生黄芪30克，生薏苡仁30克，赤小豆15克，鸡内金（研末）9克，金橘饼2枚，糯米30克。

制法：先以水600毫升煮黄芪20分钟，捞去渣，次入薏苡仁、赤小豆，煮30分钟再加入鸡内金与糯米，煮熟成粥，做一日量分2次服之，食后嚼金橘饼1枚，每日服1剂。

功效：补脾益肾，益气固涩。

6.芡实粥

材料：芡实50克，粳米50克，白糖少许。

制法：上述材料加水适量煮粥，加白糖少许食用，也可再加莲子和桑葚各20克同煮食，可用于肾虚不固、遗精耳鸣的慢性肾炎。

功效：利耳明目，补肾固精。

7.车前子粥

材料：车前子30克，糯米50克。

制法：车前子布包煎汁后，放入糯米同煮为粥。

功效：利水消炎，养肝明目，祛痰止咳。

以食养肾调虚，走出尿毒症这片险滩

尿毒症是由于各种疾病造成肾脏严重损害时，肾脏功能减退，应排泄的代谢物在体内潴留而引发的各种症状。引起尿毒症的原因有：慢性肾小球肾炎、慢性肾盂肾炎、肾结核、肾小动脉硬化症、泌尿道结石、前列腺肥大、膀胱癌、红斑狼疮、糖尿病等。

尿毒症最初表现于胃肠道症状，伴有恶心、呕吐和腹泻，口中有氨味，齿龈也常发炎，口腔黏膜溃烂出血等。

失眠、烦躁、四肢麻木灼痛，晚期可出现嗜睡甚至抽搐、昏迷。心血管系统可出现高血压、心包炎及心力衰竭引起的心前区疼痛、心悸、心急、上腹胀痛、浮肿、不能平卧等。血液系统可出现贫血及黏膜出血现象。呼吸系统可有肺炎及胸膜炎引起的咳嗽、胸痛。

尿毒症的病因繁多，故此应注意饮食营养的均衡搭配，养成良好的饮食习惯,才能有效预防尿毒症。

对尿毒症患者应给予低蛋白饮食,以减少体内氮质代谢产物的生成和潴留。

由于进食蛋白量少,因此应尽量选用营养价值较高的鸡蛋、牛奶等动物蛋白质食物,而少用豆制品等植物蛋白。根据病情供给适量的水分。选择含锌、铁、硒的食品以补充维生素及微量元素。

尿毒症患者限制摄入含镉量高的食物,如由动物肝和肾制成的食物、比目鱼、蚌类、扇贝、牡蛎以及在污泥中长成的蔬菜。

忌食含磷高的食物,如动物的内脏、脑。避免高尿酸食物:如海鲜、小鱼干及豆类。忌吸烟,烟对肾脏有害无益。

1. 桂圆粥

材料:桂圆60克,粳米100克,红糖少许。

制法:桂圆放入锅内,加清水适量,用中火煮沸后,去渣取药汁。粳米淘洗干净后放锅内,加药汁,清水适量,用武火烧混后,转用文火煮至米烂成粥。每日2次,早晚各1次。

功效:适用于老年浮肿、慢性肾炎、体质虚弱者,但舌质红者忌服。

2. 生姜大枣粥

材料:鲜生姜12克,大枣6枚,粳米90克。

制法:生姜洗净后切碎,用大枣、粳米煮粥。每日2次,做早晚餐服用,可常年服用。

功效:适用于轻度水肿,面色萎黄者。

第五节

养五脏之华盖，用本草祛除"肺"病

用食物护卫你的"娇脏"——肺

肺是我们身体内的重要器官，保护我们的肺是我们的职责，那么怎么才能更好地保护它呢？首先就要从吃开始。

1.白果

白果别名灵眼、银杏、佛指柑、鸭脚子。《本草纲目》中记载，白果性平，味甘、苦，入肺、脾经，具有滋阴润肺、养血生肌的作用。

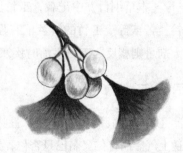

2.燕窝

《本草纲目》认为，燕窝具有养阴、润燥、益气、补中、抗衰、疗病 白果等功效。用燕窝与银耳、冰糖适量炖服，可治干咳、盗汗、肺阴虚症。

3.白萝卜

《本草纲目》中说，白萝卜含芥子油、淀粉酶和粗纤维，具有促进消化，增强食欲，加快胃肠蠕动和止咳化痰的作用。祖国医学认为，本品味辛甘，性凉，入肺、胃经，为食疗佳品，可以治疗或辅助治疗多种疾病。

4.银耳

《本草纲目》认为，银耳味甘淡，性平，归肺、胃经，具有滋阴润肺、养胃生津的功效，适用于虚劳干咳、少痰或痰中带血丝、口燥咽干、神经衰弱、失眠多梦等。

5.梨

梨性味寒、甘、微酸，无毒。果实含有机酸（为苹果酸、柠檬酸）、糖类（葡萄糖、蔗糖等、B族维生素、维生素C）。能润肺，清心，止热咳，消痰水。生梨用为化痰止咳药。

6.玉竹

《本草纲目》中记载，玉竹性味甘、平，无毒。含生物碱、强心甙、铃兰苦甙等。玉竹的铃兰甙有强心作用，小剂量可使心搏增速和加强，大剂量则相反。玉竹主治时疾寒热，内补不足，止消渴，润心肺。

7.杏仁

《本草纲目》认为，杏仁性味辛、苦、甘、温，有小毒。苦杏仁主咳逆上气。甜杏仁又名巴旦杏仁，为滋养缓和性止咳药，主治咽干、干咳。

此外，还可以多吃一些玉米、黄豆、大豆以及水果，有助于养肺。秋令养肺最重要，肺喜润而恶燥，燥邪会伤肺。秋天气候干燥，空气湿度小，尤其是中秋过后风大，人们常有皮肤干燥、口干鼻燥、咽痒咳嗽、大便秘结等症。因此，秋季饮食应"少辛增酸""防燥护阴"，适当多吃些蜂蜜、核桃、乳品、百合、银耳、秋梨、香蕉、藕等，少吃辛辣燥热与助火的食物。

以食养肺益气，让支气管炎知难而退

支气管炎是由炎症所致的呼吸系统疾病，分为急性和慢性两种类型。急性支气管炎通常发生在感冒或流感之后，可有咽痛、鼻塞、低热、咳嗽及背部肌痛。慢性支气管炎往往因长期吸烟所致，可有呼吸困难、喘鸣、阵发性咳嗽和黏痰。

预防支气管炎主要依靠食物建构坚固的人体免疫系统。在感冒高发季节多吃些富含锌的食品有助于机体抵抗感冒病毒，如肉类、海产品和家禽。此外，各种豆类、硬果类以及各种种子亦是较好的含锌食品，可以取得很好的治疗效果。各类新鲜绿叶蔬菜和各种水果都是补充维生素C的好食品。还包括富含铁质的食物，如动物血、奶类、蛋类、菠菜、肉类等都有很好的预防效果。

《本草纲目》中说，支气管炎患者要依据病情的寒热选择不同的食物。如属寒者用生姜、芥末等；属热者用茼蒿、萝卜、竹笋、柿子、梨子等。体虚者可食用枇杷、百合、胡桃仁、蜂蜜、猪肺等。饮食宜清淡，低钠，能起到止咳平喘、化痰的功效。常见的食品有梨、莲子、柑橘、百合、核桃、蜂蜜、菠萝、白果、鲜藕、大白菜、小白菜、菠菜、油菜、胡萝卜、西红柿、白萝卜、枇杷等。要补充维生素，多吃一些新鲜蔬菜和水果。多补充蛋白质，瘦肉、豆制品、山药、鸡蛋、动物肝脏、绿叶蔬菜等食物中含优质的蛋白质，应多吃。

支气管炎患者忌食腥发及肥腻之物。腥发之物，特别是海腥类，如带鱼、黄鱼、角皮鱼、虾、蟹等。油炸排骨、烤羊肉串、肥肉、动物内脏、动物油等，多食损伤脾胃，易助湿生痰。

1. 南瓜大枣粥

材料：南瓜300克，大枣15枚，大米150克，蜂蜜60克。

制法：将南瓜洗净，切成小块，大枣、大米洗净备用。锅内加水适量，放入大枣、大米煮粥。五成熟时，加入南瓜，再煮至粥熟，调入蜂蜜即成。

功效：南瓜有消炎止痛、补中益气、解毒杀虫等功效。适用于慢性支气管炎咳嗽痰喘。

2. 大葱糯米粥

材料：大葱白5段（长3厘米），糯米60克，生姜5片。

制法：共煮粥，粥成后加米醋5毫升，趁热食用。

功效：适用于急性支气管炎。

以食理虚润肺，拒绝哮喘来访

哮喘属于一种慢性非特异炎症性疾病。每当发病时，患者会感到发作性胸闷、喘息、气促或咳嗽，常于夜间和清晨发作。

春季是哮喘的高发季节，老年人是哮喘的高发人群，要有效预防哮喘的滋生。要多进食红枣，饮枣茶，喝枣粥，补脾润肺，尤其适用于体弱多病及脾胃虚弱的人。还要多吃核桃，核桃油润燥化痰、温肺润肠，有效预防哮喘。全谷类和鱼类食物也能有效预防哮喘。

《本草纲目》中记载，年老体弱者，宜食补肺益肾、降气平喘的食物，如老母鸡、乌骨鸡、猪肺、甲鱼、菠菜、南瓜、栗子、白果、枇杷等。平时亦可用冬虫夏草蒸肉，白果炖猪肺，或山药、萝卜煮粥，都可减轻症状，增强体质。

哮喘患者饮食忌过甜、过咸，甜食、咸食能生痰热，可以引发哮喘病。不喝冷饮及含气饮料，易诱发哮喘。忌吃刺激性食物，如辣椒、花椒、茴香、芥末、咖喱粉、咖啡、浓茶等。忌吃产气食物，如地瓜、芋头、土豆、韭菜、黄豆、面食等。过敏性哮喘者，应忌食引起过敏的食物，如鱼、虾、鸡蛋、羊肉、巧克力等。

1. 薏米煮猪肺

材料：猪肺1个，薏米150克，萝卜150克。

制法：将猪肺洗净切块，萝卜洗净切块，和薏米一起放入砂锅，加水文火炖煮1小时，加调料即可食用。

功效：理虚润肺，止咳平喘，适用于支气管哮喘、慢性支气管炎。

2. 核桃杏仁蜜

材料：核桃仁250克，甜杏仁250克，蜂蜜500克。

制法：先将杏仁放入锅中煮1小时，再将核桃仁放入收汁，将开时，加蜂蜜500克，搅匀至沸即可。每天取适量食用。

功效：适用于老年肺肾不足，咳嗽痰多，肠枯便燥之症。

消气解肿，肺气肿的食疗王道

严格来讲，肺气肿不是一种病，而是慢性气管炎、支气管哮喘等的并发症。肺气肿是因肺脏充气过度，细支气管末端、肺泡管、肺泡囊和肺泡膨胀或破裂的一种病理状态。主要因为慢性气管炎、支气管哮喘、空洞型肺结核、硅肺、支气管扩张等长期反复发作，使肺泡壁损坏、弹性减弱，甚至多个肺泡融合成一个大肺泡，使肺泡内压力增大，血液供应减少而出现营养障碍，最终形成肺气肿。按病因，肺气肿可分成老年性肺气肿、代偿性肺气肿、间质性肺气肿、阻塞性肺气肿等。而以阻塞性肺气肿最常见。

预防肺气肿要戒烟，注意保暖，严防感冒入侵。《本草纲目》中记载，肺气肿患者要多吃富含维生素A、维生素C及钙质的食物。含维生素A的食物如红薯、猪肝、蛋黄、鱼肝油、胡萝卜、韭菜、南瓜、杏等，有润肺、保护气管之功效；含维生素C的食物有抗炎、抗癌、防感冒的功能，如大枣、柚、番茄、青椒等；含钙食物能增强气管抗过敏能力，如猪骨、青菜、豆腐、芝麻酱等。香菇、蘑菇含香菇多糖、蘑菇多糖，可以增强人体抵抗力，减少支气管哮喘的发作，预防肺气肿。

肺气肿患者要多吃蛋白质类食品，有助于修复因病变损伤的组织，提高机体防御疾病的能力。因病人血液偏酸性，应增加食用含碱性的食物，如蔬菜和水果。供给充足的蛋白质和铁，饮食中应多吃瘦肉、动物肝脏、豆腐、豆浆等，提高抗病力，促进损伤组织的修复。还要多饮水，利于痰液稀释，保持气管通畅。每天的饮水量至少2000毫升（其中包括食物中的水分）。

肺气肿患者忌吸烟。避免吃容易引起过敏的食品，如鱼、虾、蛋等。急性发作期，应禁饮酒和浓茶，忌食油腻辛辣之物。还要予以低盐饮食。每顿饭不宜过饱，以免增加心脏负担。限制牛奶及其制品的摄入，奶制品可使痰液变稠，不易排出，从而加重感染。

1. 虫草炖老鸭

材料：老鸭1只，冬虫夏草15克。

制法：先将老鸭去毛及杂肠，再将冬虫夏草置于鸭腹内，加水适量，隔水炖烂，加作料食之，每周1次，连服1个月。

功效：适用于肺虚症。

2. 核桃仁糖

材料：核桃仁30克，萝卜子6克，冰糖适量。

制法：先将冰糖熔化，掺入药末，制成糖块，每日嚼食。

功效：适用于上盛下虚，气逆喘咳症。

清凉素淡食物，轻轻松松为肺"消炎"

肺炎是由多种病原菌引起的肺充血，水肿，炎性细胞浸润和渗出性病变。症状表现为发热、咳嗽、胸痛、呼吸困难等。肺炎的成病原因很多。刺激性的物质，如食物、汽油等吸入下呼吸道后易引发吸入性肺炎。维生素A是呼吸道健康的必需物质，缺乏时可导致呼吸道易感染性增强，引发肺炎。

预防肺炎要注意调养饮食，补充足量优质蛋白、维生素、微量元素食物，适当多吃些滋阴润肺的食物，如梨、百合、木耳、芝麻、萝卜等。尽量多喝水，吃易消化的食物，以利湿化痰液，及时排痰。当痰多时应停进肉类、油脂，俗话说"鸡生火，肉生痰"。忌烟酒以避免过度的咳嗽。

《本草纲目》中记载，肺炎患者在饮食上应注意补充矿物质，多吃新鲜蔬菜或水果，同时有助于纠正水和电解质的失调；多吃含铁丰富的食物，如动物肝脏、蛋黄等；多吃含铜量高的食物，如牛肝、麻酱、猪肉等，也可吃虾皮、奶制品等高钙食品。

高热病人宜进食清凉素淡、水分多、易吸收的食物，如果汁、米汤、绿豆汤等；退热后，体质虚弱，但无呕吐、腹泻的病人，可给予流质饮食，同时增加瘦肉、猪肝、新鲜蔬菜、水果，以加强营养；食欲渐好者，可给予半流质饮食，如粥、软面、菜泥等。

肺炎患者要戒除吸烟，避免吸入粉尘和一切有毒或刺激性气体。肺炎高热期，患者应忌食坚硬、高纤维的食物，以免引起消化道出血。禁食生葱、大蒜、洋葱等刺激性食品，防止咳嗽、气喘等病状的加重。

1. 绿豆荸荠粥

材料：绿豆60克，荸荠100克，大米100克。

制法：将荸荠洗净去皮，切成小块；绿豆、大米均去杂，洗净，备用。锅内加水适量，放入绿豆、大米煮粥，六成熟时加入荸荠块，再煮至粥熟即成。每日1~2次，可长期服食。

功效：绿豆有清热解毒、利尿消肿、润肤解暑等功效；荸荠有清热解毒、祛风化痰、利湿止渴等功效。适用于急、慢性肺炎。

2. 雪梨汁饮

材料：雪梨250克。

制法：将雪梨洗净，去皮，切薄片。用凉开水浸泡2小时。然后用洁净的纱布包裹绞汁即成。一次饮完，每日1~3次。

功效：生津润燥，清热化痰，对肺炎咳嗽、消渴、便秘有一定作用。

第六节
本草食疗为你锻造
"钢筋铁骨"

健康自测：你的骨质疏松了吗

因为快节奏的生活和工作的压力，骨质疏松症的侵袭对象不再是老年人，许多年轻人也患有骨质疏松症，尤其是缺少户外活动的人。骨质疏松症一般没有明显的症状，早期时会出现下肢乏力，腰、背、腿酸痛，然后会出现驼背、身高降低、下肢变形等情况。大多数人对此不以为意，直到骨折后才追悔莫及。那么，怎样才能知道自己是否骨质疏松呢？做完下面这道骨质疏松简单自测题你就知道了。

1.父母是否曾因轻微撞击或跌倒而发生髋部骨折？

2.自己是否曾因轻微撞击或跌倒而发生髋部骨折？

3.自己（男）是否缺乏性欲、患有阳痿或因体内睾酮含量过低而出现过其他症状？

4.自己（女）是否在45岁以前绝经？

5.自己（女）的月经是否曾因妊娠或绝经以外的其他原因停止1年以上？

6.是否曾服用类固醇药物（可的松、泼尼松等）6个月以上？

7.身高是否减少5厘米以上？

8.是否经常过量饮酒？

9.是否经常腹泻？

以上问题中如有任何一项回答"是"，就有患骨质疏松的可能，最好去医院做具体的检查。

防治骨质疏松，食物是最好的"钙源"

骨质疏松和缺钙有着密切关系，营养专家告诉我们，成年人每天需要补充1000毫克的钙，更年期或停经后的妇女每天需要补充1200～1500毫克的钙。虽然很多广告里都宣传钙片的作用，但很多用钙片来补钙的人都发现其效果并不理想。那么，这些钙从哪里来呢？

俗话说："民以食为天。"要补钙，多吃些富含钙的食物才是最佳选择。《本草纲目》中就记载了许多含钙的食物，例如红薯、虾等。下面我们就来看看哪些食物含钙比较丰富。

1.乳类与乳制品：牛、羊奶及其奶粉、乳酪、酸奶、炼乳等。

2.豆类与豆制品：黄豆、毛豆、扁豆、蚕豆、豆腐、豆腐干、豆腐皮、豆腐乳等。

3.水产品：鲫鱼、鲤鱼、鲢鱼、泥鳅、虾、虾米、虾皮、螃蟹、海带、紫菜、蛤蜊、海参、田螺等。

4.肉类与禽蛋：羊肉、猪脑、猪肉、鸡肉、鸡蛋、鸭蛋、鹌鹑蛋、松花蛋等。

5. 蔬菜类：芹菜、油菜、胡萝卜、萝卜缨、芝麻、香菜、黑木耳、蘑菇等。

6.水果与干果类：柠檬、枇杷、苹果、黑枣、杏脯、橘饼、桃脯、杏仁、山楂、葡萄干、胡桃、西瓜子、南瓜子、桑葚干、花生、莲子等。

强筋健骨，还属食疗最有效

骨质疏松困扰着老年人和绝经后的妇女，其特征为骨头变得疏松脆弱，容易骨折和劈裂。这个时候，注意饮食上的营养搭配十分重要，能起到缓解骨质疏松的作用。下面的食疗方，是根据《本草纲目》所记载的一些补钙健骨的食物，加上现代医学的研究成果所组成，对骨质疏松具有十分显著的疗效。

1.鱼头炖豆腐

材料：鲢鱼头500克，豆腐块500克，生姜、蒜瓣、食醋、精盐、麻油各适量。

制法：鱼头去鳃，洗净，从鱼骨中间横向剁成2大块，放入砂锅中，加姜片、蒜瓣、食醋和适量清水，用大火烧开，改用小火炖45分钟，加入豆腐块、麻油、盐，再炖10分钟，至豆腐入味，食用。

功效：鱼头和豆腐中均含有较高的钙质，有利于补充人体钙元素。

2.牛肉粥

材料：新鲜牛肉100克，粳米250克，调料适量。

制法：新鲜牛肉洗净，切成小块，加水及调料煮熟，再放入粳米，加水煮粥，待肉烂粥熟，加作料煮沸即可。每日早餐热食。

功效：有滋养脾胃、强筋壮骨之功效，对防治骨质疏松症有良好疗效。

3.首乌百合粥

材料：制首乌30克，百合20克，粳米100克，大枣5枚，冰糖适量。

制法：将制首乌加水煎汤，去渣，加入洗净的百合、粳米、大枣煮为稀粥，调入冰糖服食。每日1剂，2次分服。

功效：滋补肾阴。适用于肾阴虚型骨质疏松，症见头晕耳鸣、腰腿酸痛、弯腰驼背、五心烦热、失眠盗汗、口干咽燥、足跟疼痛、男子遗精、女子月经不调或闭经，以及可发生自发性骨折等。

4.桑葚枸杞粥

材料：桑葚、枸杞子各30克，粳米100克，白糖20克。

制法：按常法煮粥服食。每日1剂。

功效：滋补肝肾、强筋壮骨。适用于肝肾阴虚型骨质疏松，症状为视物昏花、筋脉拘急、爪甲枯脆、眩晕耳鸣、腰膝酸痛、形体消瘦、口干咽燥、五心烦热、潮热盗汗、虚烦不寐、女子月经不调或闭经、男子梦遗、尿黄便干等。

5.甲鱼杞参汤

材料：甲鱼1只，枸杞子30克，西洋参5克，熟地10克，调料适量。

制法：将甲鱼宰杀，去肠杂、头、爪及甲壳，洗净切块，与洗净的枸杞子、西洋参、熟地共置砂锅内，加水炖1小时，调味，吃肉喝汤。每日1剂。

功效：滋补肝肾。适用于肝肾阴虚型骨质疏松。

6.核桃补肾粥

材料：核桃仁、粳米各30克，莲子、山药、黑眉豆各15克，巴戟天10克，锁阳6克。

制法：将上述材料洗净，黑眉豆可先行泡软，莲子去芯，核桃仁捣碎，巴戟天与锁阳用纱布包裹，同入砂锅中，加水煮至米烂成粥，捞出药包，调味，酌量食用。

功效：补肾壮阳、健脾益气。适用于脾肾两亏的骨质疏松症患者。

7.姜附狗肉煲

材料：熟附子6克，干姜少许，狗肉250克。

制法：将狗肉洗净，切块，红烧至半熟后，加入附子、干姜煨烂，调味后食用。

功效：温肾壮阳、益气补虚。适用于肾阴虚型骨质疏松症患者。

8.桑葚牛骨汤

材料：桑葚子25克，牛骨250～500克。

制法：将桑葚洗净，加酒、糖少许蒸制。另将牛骨置砂锅中，水煮，开锅后撇去浮沫，加姜、葱再煮。见牛骨发白时，表明牛骨的钙、磷、骨胶等已入汤中，随即捞出牛骨，加入已蒸制的桑葚，开锅后再去浮沫，调味后即可饮用。

功效：滋阴补血、益肾强筋。适用于骨质疏松症、更年期综合征。

9.乌豆猪骨汤

材料：乌豆20～30克，猪骨200～300克（猪排骨150～200克）。

制法：将乌豆洗净、泡软，与猪骨同置砂锅中，加水煮沸后，改文火慢熬至烂熟，调味后饮用。

功效：补肾、活血、祛风、利湿。适用于老年骨质疏松、风湿痹痛等。

10.猪皮汤

材料：猪皮、作料适量。

制法：猪皮洗净，切块，加水煮开去浮沫，入葱、姜适量，煮烂熟，加作料食用。

功效：适用于老年骨质疏松、营养不良、贫血等。

11.鲤鱼汤

材料：活鲤鱼1条，作料适量。

制法：鲤鱼去鳞、鳃及内脏，加葱末、姜末、料酒、盐等作料，稍腌片刻，加水煮至汤白鱼烂，分次饮用。

功效：适用于老年骨质疏松、肾炎水肿、黄疸型肝炎、肝硬化腹水、老年慢性支气管炎、哮喘、糖尿病等。

12.芝麻胡桃末

材料：芝麻250克，胡桃肉250克（粉碎）。

制法：芝麻与胡桃肉混合，每日早晚空腹各食5～7克。

功效：适用于骨质疏松症。

13.赤小豆鲫鱼

材料：活鲫鱼1条，赤小豆30克，作料适量。

制法：将鲫鱼去鳞、鳃及内脏，加葱、姜、料酒、盐等作料，稍腌片刻，与赤小豆一起入锅，加水煮烂，分次食用。

功效：适用于骨质疏松症。

14.虾米鸡蛋汤

材料：虾米30克，鸡蛋5个。

制法：锅中加适量清水煮沸后，放入虾米和鸡蛋汁煮沸，调味后食用。

功效：适用于骨质疏松症。

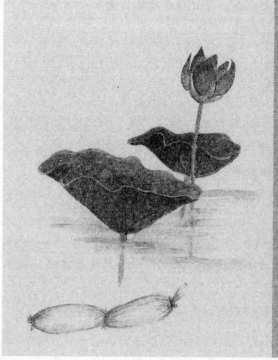

第十一章

《本草纲目》中的日常保健

第一节
本草抗疲劳，增添生活活力

喝点菊花茶，消除视疲劳

"待到重阳日，还来就菊花""不是花中偏爱菊，此花开尽更无花""朝饮木兰之坠露兮，夕餐秋菊之落英""更待菊黄家酝熟，共君一醉一陶然"……从这些优美的古诗中，我们不难看到，古人十分偏爱菊花。菊花不仅可赏、可食、可酿酒，它的药用价值还被众多的医书药典所记载。《本草纲目》中对菊花介绍：性甘、味寒，具有散风热、平肝明目之功效，看来国人自古就知道菊花有保护眼睛的作用，对眼睛疲劳、视力模糊有很好的疗效。

现代社会，随着信息网络技术对各个行业的覆盖，电脑成为不可替代的办公用品，然而久视以及辐射，也为"电脑一族"的眼睛健康埋下了隐患。

那么如何消除视疲劳呢？

调查发现，21.96%的人一感到视疲劳时就用滴眼液。滴眼液虽然能暂时缓解视疲劳，但是过度使用滴眼液可导致干眼症等不良后果，而且市面上种类琳琅满目的滴眼液，更是让消费者眼花缭乱，难以选择自己适合的滴眼液。

中医认为"累从眼入"，正所谓"久视伤血"，过度用眼会消耗肝血，肝血亏虚使双目得不到营养的供给，从而出现眼干涩、看东西模糊、夜盲等，肝血耗损严重，也很容易导致头痛、注意力不集中、情绪烦躁、反应迟钝、疲乏无力和失眠、恶心、欲吐等一系列疲劳症状。由此可见，消除视疲劳对人体整个机能状态及精神状况的调整至关重要。在滴眼液既无法彻底缓解视疲劳，还难以选择的情况下，一杯制作简单、清香扑鼻且能明目的菊花茶将无疑是视疲劳人们的福音。

菊花茶看似简单，但其中学问多多。菊花的种类很多，泡茶要选用黄、白菊，以白菊花为佳，长期饮用有明目、利血气、轻身、延年的功效，但切忌用野菊花。古人有"真菊延龄，野菊泄人"之说，野菊花性苦寒，长期服用或用量过大时，会伤及脾胃阳气，出现胃部不适、胃纳欠佳、肠鸣、大便稀溏等不良反应，脾胃虚寒者及孕妇都不宜用。所以菊花与野菊花不能混淆，更不能相互替代。

菊花茶制作方法如下。

菊花茶其实不加茶叶，只将干燥后的菊花泡水或煮来喝就可以。泡饮菊花茶时，最好用透明的玻璃杯，每次放上四、五朵，再用沸水冲泡即可。若是饮用的人多，可用透明的茶壶，每次放一小把，冲入沸水泡2~3分钟，再把茶水倒入杯中即可。

饮菊花茶时可在茶杯中放入几颗冰糖，这样喝起来味更甘；菊花茶中可加入枸杞，两种都是中药护眼的药材，泡出来的茶就是有名的"杞菊茶"，尤其适合经常使用电脑办公的上班族、彻夜温习功课的学生们，常喝菊花茶能改善眼睛出现的干涩、疼痛、视物模糊等疲劳情况。

灵芝仙草疗虚劳，健康祥瑞

灵芝又名仙草、瑞草、瑶草、还阳草，自古以来就被认为是如意、美好、吉祥、富贵和长寿的象征。灵芝作为一种祥瑞之物，逐渐形成一种文化渗透到人们生活的各个角落，涉及建筑装饰、绘画艺术、美学、营养学、宗教信仰等各个领域。我国历代名人大家，几乎都留下了赞颂灵芝的诗词绘画。日本许多古寺、佛殿均采用灵芝如意及灵芝祥云图。西方人称灵芝为"神奇的东方蘑菇"。

古人对灵芝的崇敬，源于发现了灵芝有强身滋补、扶正固本、延年益寿之效。《本草纲目》中记载："紫芝一名木芝，气味甘、温、无毒；主治耳聋，利关节，保神、益精气，坚筋骨，好颜色，久服轻身不老"，"疗虚劳"。因此，灵芝常被作为珍贵的补品出现在古书中。

现代人们通过研究证实，灵芝可以抗疲劳，改善神经衰弱，降低胆固醇，遏制高血压、高血糖症状，消除炎症，增强机体耐受力，增强免疫系统，抗肿瘤，保肝解毒，抗衰老等。灵芝作为一种纯天然保健品，日益受到人们的重视。

灵芝能消除疲劳引起的神经衰弱、失眠，因为灵芝对于中枢神经系统有较强的调节作用，具有镇静安神的功效。中医古籍中记载灵芝能"安神""增智慧""不忘"。因此，对于神经衰弱和失眠患者，灵芝就是极为有效的安眠宁神之药。

灵芝具有抗肿瘤的作用，肿瘤发生和扩散的重要原因就是自身免疫功能的低下或失调，而灵芝是最佳的免疫功能调节和激活剂，它可显著提高机体的免疫功能，增强患者自身的抗癌能力。中医认为"正气内存，邪不可干"，灵芝增强免疫的作用恰与"扶正固本"的功效相对应，肿瘤化疗后正是体质虚弱时期，辅以灵芝可减轻化疗不良反应，同时也可以防止肿瘤扩散。因此，灵芝成为抗肿瘤、防癌以及癌症辅助治疗的最佳药物，它对人体几乎没有任何毒副作用，这种无毒性的免疫活化剂的优点，恰恰是许多肿瘤化疗药物和其他免疫促进剂都不具有的。

灵芝还具有保肝解毒的作用，对多种理化及生物因素引起的肝损伤有保护作用。无论在肝脏损害发生前还是发生后，服用灵芝都可保护肝脏，减轻肝损伤。灵芝能促进肝脏对药物、毒物的代谢，对于中毒性肝炎有确切的疗效。尤其是慢性肝炎，灵芝可明显消除头晕、乏力、恶心、肝区不适等症状，并可有效改善肝功能，使各项指标趋于正常。所以，灵芝可用于治疗慢性中毒、各类慢性肝炎、肝硬化、肝功能障碍等。

灵芝抗衰老的作用更被增添了许多神话色彩，古人誉之为"长生不老仙药"，并把灵芝作为一种起死回生的药物来赞颂，如"白素贞盗仙草救许仙"的故事，家喻户晓，广为流传。传说虽然夸张，但是灵芝确有延年益寿之功效。现代药理研究证明，灵芝所含的多糖、多肽等通过调节免疫、平衡代谢、消除自由基能明显延缓衰老。

此外，灵芝还用来治疗冠心病、高血压、高血脂、糖尿病、风湿类风湿、慢支、支气管哮喘、过敏等。

灵芝常见的两种食用方法，一种是泡水喝，另一种是煲汤喝。除此之外，还有灵芝孢子粉、灵芝孢子油等，有采取冲剂用水冲服，也有采用胶囊用水服用的。下面介绍一下灵芝的简单吃法。

1.灵芝泡水

材料：灵芝10克，蜂蜜20克。

制法：灵芝加水400毫升，煎煮20分钟后，加入蜂蜜20克，温饮代茶，每日1剂。

功效：长期服用具有补虚强身、安神定志之功效。

2.灵芝陈皮老鸭汤

材料：灵芝50克，陈皮1个，老鸭1只，蜜枣2枚。

制法：先将老鸭剖洗干净，去毛、去内脏、去鸭尾，斩大件；灵芝、陈皮和蜜枣分别用清水洗干净。然后将以上全部材料一同放入已经煲滚了的水中，继续用中火煲三小时左右，以少许盐调味，即可佐膳饮用。

功效：灵芝具安神、健胃、祛痰、活血的作用；陈皮具有行气健脾、燥湿化痰的作用；老鸭肉有滋阴补虚、利尿消肿的作用；蜜枣具有补中益气、止咳润补肺肾、化痰平喘的作用。

灵芝适合各年龄段人群服用，无毒，无不良反应，更能解毒，若与其他中、西药并用，还可辅助或增强其药物之正面作用，降低或消除其毒副作用。

女贞子：抗击神经衰弱

女贞子又名女贞实、冬青子、蜡树、虫树，为木梅科植物女贞的成熟果实。女贞子自古以来就是大众爱用的提神、强壮体力之药。女贞树是一种常绿乔木，即使在严冬季节仍保持青翠的枝叶，如同古代女子从一而终的节操，故名"女贞"。

李时珍在《本草纲目》中是这样描述女贞子的："此木凌冬青翠，有贞守之操，故以女贞状之。"

相传在秦汉时期，江浙临安府（今杭州）有一员外，膝下只有一女，年方二八，品貌端庄，窈窕动人，琴棋书画无所不通。员外视若掌上明珠，求婚者络绎不绝，小姐均不应允。员外却贪图升官发财，将爱女许配给县令为妻，以光宗耀祖。哪知员外之女与府中的教书先生私订终身，又瞧不起那些纨绔子弟，到出嫁之日，便含恨一头撞死在闺房之中，表明自己非教书先生不嫁之志。教书先生闻听小姐殉情，如晴天霹雳，忧郁成疾，茶饭不思，不过几日便形同枯槁，须发变白。

数年之后，因教书先生思情太浓，便到此女坟前凭吊，以寄托哀思。但见坟上长出一棵枝叶繁茂的女贞树，果实乌黑发亮。教书先生遂摘了几颗放入口中，味甘而苦，直沁心脾，顿觉精神倍增。从这以后，教书先生每日必到此摘果，病亦奇迹般地日趋见好，过早的白发也渐渐变得乌黑了。他大为震惊，深情地吟到："此树即尔兮，求不分离兮。"从此，女贞子便开始被人们作为药物使用了。

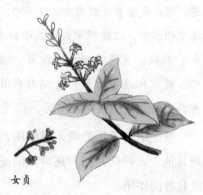

女贞

女贞子的医用功效主要有健脑安眠和滋养精神两个方面。

女贞子有健脑安眠的作用，可治神经衰弱，经常失眠多梦、记忆力减退、头昏脑涨者，可以女贞子配合酸枣仁、柏子仁、五味子、天麻等药煎服。女贞子有很好的养生效果，这里为大家推荐一款以女贞为主要食材的药膳。

女贞煮猪肝

材料：女贞子30克，枸杞子30克，猪肝250克，葱、生姜、大蒜、醋、酱油、麻油各适量。

制法：先将猪肝洗净，用竹签在猪肝上随意刺入十余次，以刺透肝脏；葱切段；生姜切片；大蒜捣成蓉。再将女贞子、枸杞子洗净，放入砂锅内，加适量水，用小火煎30分钟后，放入猪肝、葱段、姜片，继续煎30分钟，将猪肝取出晾凉，切片后放入盘中。最后用蒜蓉、醋、麻油调成汁，浇在盘中猪肝片上即成。

功效：此药膳可滋补肝肾，健脑益智，适宜于贫血、神经衰弱、各种慢性疾病以及肝痛等患者食用。

黄芪益气固表，抗疲劳防感冒

黄芪是一味大家所熟悉的中药，几乎所有的人都知道它是一味补药，很多经典的大补方中都含有黄芪，民间也流传着"常喝黄芪汤，防病保健康"的顺口溜。

现代人们整天忙于工作，无暇健身，工作量大时还需要熬夜，连着几个晚上休息不好，身体可能就疲惫不堪，冷风一吹，感冒就来了。还有一些人本身体质虚弱，一遇天气变化就感冒，喷嚏、鼻涕全来。中医辨证此型为气虚感冒。其实这种感冒是可以预防的。作为职场一员，加班有时不能避免，外力不能左右的话，我们就尽量通过调理自己的身体来对抗病毒的侵袭，这时候黄芪就是不错的选择。

中医认为，黄芪味甘，微温，归脾、肺经。具有健脾补中、升阳举陷、益卫固表、利尿、托毒生肌之效。现代药理研究证实，黄芪能增强免疫功能、改善心功能，具有降压、保肝、调节血糖、抗菌、抑制病毒及激素等作用。

黄芪之效，首推益气固表，中医名方"玉屏风散"就以黄芪为主药，取其固护卫表之功能而抵御外邪侵袭，用来治疗经常性感冒。实验研究表明，黄芪具有增强免疫功能，能增强网状内皮系统的吞噬功能，使血白细胞及多核白细胞数量显著增加，使巨噬细胞吞噬百分率及吞噬指数显著上升，对体液免疫、细胞免疫均有促进作用。黄芪还具有增强病毒诱生干扰素的能力。易感冒者在感冒流行季节服用黄芪，不仅可使感冒次数明显减少，而且可使感冒症状较轻，病程较短。每天用黄芪5～10克，开水泡10～20分钟后代茶饮，可反复冲泡。此法可治疗表虚自汗证，适用于平时易出汗或稍微活动就出汗的人。

黄芪还具有显著的抗氧化作用，能抑制自由基的产生和消除体内过剩的自由基，保护细胞免受自由基产生的过度氧化作用的影响，进而延长细胞寿命。黄芪中的黄芪多糖能减少全身性氧耗，增强机体耐缺氧及应激能力，有明显的抗疲劳作用。

黄芪能促进机体新陈代谢，可使细胞的生理代谢增强。黄芪还能促进血清和肝脏的蛋白质更新，对蛋白质代谢有促进作用，这可能是黄芪扶正作用的另一个重要方面。

黄芪升阳固脱的作用常被用来治疗脱肛、子宫下垂、胃下垂等"中气下陷"病症。健脾补中的作用来治疗脾胃虚弱、倦怠乏力、食欲不振、腹泻者。托毒生肌的功效，用来治疗气血亏虚，疮疡难溃难腐，或溃久难敛。黄芪能改善病毒性心肌炎患者的左心室功能，还有一定抗心律失常的作用。黄芪还能扩张外周血管，起到降压作用。

下面为大家介绍几种黄芪的食疗方法。

1. 参芪大枣粥

材料：黄芪15克，党参10克，大枣30克，粳米100克。

制法：黄芪、党参煎水取汁，与后二者一同煮粥食。

功效：本方以黄芪、党参补脾益气，用大枣协同奏效。用于脾虚气弱，体倦乏力，自汗，饮食减少，或易于感冒。

2. 芪苓鲤鱼汤

材料：黄芪50克，茯苓30克，鲤鱼1尾。

制法：鲤鱼洗净，黄芪、茯苓以纱布包扎，加水同煮，以生姜、盐调味。饮汤吃鱼。

功效：本方以黄芪补脾益气，利尿消肿，茯苓利湿补脾，鲤鱼滋养补脾，利湿。用于脾气虚弱，水肿，小便不利，或有蛋白尿；亦用于老人体虚气弱，小便不畅。

3. 黄芪山地粥

材料：黄芪30克，山药100克，生地黄15克。

制法：黄芪、生地黄煎水取汁，山药研为粉末；将前汁煮沸，频频撒入山药粉，搅匀，煮成粥食。

功效：本方中黄芪、山药补气益脾，生地黄养阴清热，三者均能降血糖。用于气虚阴亏、口渴口干、尿频。需要注意的是，黄芪性温热，因此阴虚、湿热、热毒炽盛者应慎用。

适量服用红景天，补血氧去疲劳

红景天是名贵珍奇的药用植物，李时珍在《本草纲目》中称其为"本草上品"。清代康熙皇帝赐名为"仙赐草"，并把它钦定为御用贡品。民间亦有"长生不老草、九死还魂草"之称。

红景天有如此多的美誉，源自它神奇的功效，而这就不得不提一下这种独特植物的生长环境，正是这种环境造就了它的神奇功效。红景天在世界上有100余种，多分布在北半球的高寒地带，经过长期对缺氧、低温、干燥、强紫外线等高寒恶劣环境的适应与选择，形成了独特丰富的营养成分。

西藏红景天的藏名是"苏罗马宝"。一千两百多年前的藏医巨著——《藏药志》中便有"神药—苏罗马宝"的记载，藏民常用红景天泡酒、熬汤服用，用以增强体质，抵御高原严寒缺氧的恶劣环境，西藏人民称之为"高原人参"。

红景天性平、味涩，善润肺、补肾，具有扶正固本、补气养血、滋阴益肺、理气养气、益智健脑的功效，自古以来就被人们奉为滋补圣品。

现代药理研究证实，红景天具有抗疲劳、抗衰老等作用。

1.抗疲劳

红景天能迅速提高血红蛋白与氧的结合能力，提高血氧饱和度，降低机体的耗氧量，增加运动耐力，缓解运动后疲劳。过劳时，能够加速脂肪和蛋白质的分解，增加能量的传递；过劳后，又能够增加肌糖原和肝糖原的储备。它可以协助身体恢复稳态，对防治疲劳综合征，使人体长时间保持旺盛的精力和活力具有明显的作用。因此，红景天长时间以来一直为体育专门用品，用以提升或保持运动员于比赛或训练期间的耐力。

2.抗衰老

红景天内所含的红景天素可促进蛋白质的合成，是一种较强的抗氧化物质，并能延缓或预防大脑皮质老化，影响脂类代谢和对抗自由基氧化作用；增强细胞的代谢与合成，提高细胞的活力。红景天对真皮中成纤维细胞有刺激作用，因此对皮肤也有抗老化作用。

另外，红景天能非常有效地解除平滑肌痉挛和调节肠道平滑肌运动，对哮喘、气管炎、痰多、便秘等病症有明显的防治作用。红景天还能够祛风、散寒、消肿、止痛，尤其对关节肿胀有明显的抑制作用，用来治疗风湿及类风湿性关节炎。而红景天的抗氧化作用，能够防治多种因衰老而导致的疾病。如今红景天又逐渐被用于化妆品行业，深受爱美人士的青睐。

日食大枣，补气养血防疲劳

大枣含有丰富的维生素和各种营养物质，被誉为"天然维生素丸"，民间也有"天天吃大枣，一生不显老""五谷加大枣，胜过灵芝草"的谚语。

大枣作为一种药食两用的果品，老少皆宜。妇女产后常吃大枣，可得到多种补益，身体及时恢复健康。婴幼儿吃枣泥，有利于发育成长，启迪智慧。中青年人吃大枣，可以缓解工作压力引起的体倦乏力，消除憔悴面容，使人容光焕发。老年人吃大枣，可颐养天年，返老还童。

中医认为大枣味甘性平，具有益气养血、健脾益智之功，能中和百药，入十二经，常被作为药引来用。常食大枣可治疗身体虚弱、脾胃不和、劳伤咳嗽、贫血消瘦等疲劳虚弱性病症。营养学家告诫人们：想要身体好，定要多食枣。

大枣最主要的功效是补气养血，它在中药里面被列为补益药，也是因为这一点。当劳累过度，身体疲乏无力时，吃几个大枣马上就会浑身有劲儿。这是因为大枣中含有大量的糖类物质，主要为葡萄糖，还含有与人参中类似的达玛烷型皂苷，具有增强人体耐力和抗疲劳的作用。女人每月要来月经，由于这样的特殊生理问题，往往容易导致血虚，而血虚的人，常常出现面色萎黄，全身无力，精神倦怠。血虚几乎是每个女人都有的问题，只不过轻重不同。中医说："女子以血为本"，因此女性更应注重补血，而在补血的食物之中，效果最好的就要数大枣了。

大枣还有健脾胃的功效，脾胃虚弱的人，胃肠功能差，易出现消化不良、腹泻等情况。这样的人，可以吃点大枣来解决。因为大枣能增加胃肠道黏液分泌，纠正胃肠病损。在大枣成熟的季节，把枣劈开，去掉枣皮和枣核，用小火慢慢烤，直到闻到香味飘出，然后用这样的枣煮水喝，健脾开胃的效果很好。另外，大枣与党参、白术共用，补中益气、健脾胃的功效更佳，可以促进食欲、止泻；或和生姜、半夏同用，可以治疗饮食过饱所引起的胃胀、呕吐等症状，现在还常用于治疗慢性萎缩性胃炎。

下面为大家介绍几种大枣的常用食疗方。

1.大枣菊花粥

材料：大枣50克，粳米100克，菊花15克。

制法：三者一同放入锅内加清水适量，煮至浓稠时，放入适量红糖调味食用。

功效：此方具有健脾补血的功效。长期食用可使面部肤色红润，起到保健防病、恢复精神的作用。

2.大枣香菇汤

材料：干香菇20只，大枣8枚，料酒、精盐、味精、姜片、花生油各适量。

制法：将干香菇先用温水浸发至软，再洗去泥沙；将大枣洗净，去核。用有盖炖盅，加进澄清过滤的泡发香菇的水和适量清水，再放入香菇、大枣、精盐、味精、料酒、姜片、熟花生油少许，盖上盅盖，上蒸笼蒸 1 小时左右。出笼即可食用。

功效：此汤具有健美、抗衰老、美容、抗疲劳的作用。

另外，大枣还有安神助眠、保护肝脏、抗肿瘤、抗过敏、缓和毒性药物不良反应的功效。枣虽能补脾胃，益气，然而味过于甘，中满者忌之。小儿疳病不宜食，齿痛及患痰热者不宜食，生者尤不利人，多食致寒热。

酸枣仁，失眠的挑战者

酸枣树广泛分布于我国中北部地区，无论林间地头、石缝崖边，还是向阳山坡、溪边草丛都能找到它的身影。酸枣树有很强的适应性，御寒抗旱，耐盐碱，尤其在黄土高坡一带更是常见。每到秋天，小小树上挂满红红的果实，秋风一过，落满一地。千万不要小看这种野果，顽强的生命力赋予它很高的营养及药用价值。其中，酸枣仁被美称为"东方睡果"。

中医认为，酸枣仁性味甘、平，入心肝经，有养心安神、敛汗生津之功，本品性质平和，甘补酸收，补养心肝，收敛心气，为养心阴，益肝血而宁心神的良药。《本草纲目》中记载："酸枣仁，甘而润，故熟用疗胆虚不得眠，烦渴虚汗之证；生用疗胆热好眠。皆足厥阴、少阳药也，今人专以为心家药，殊昧此理。"可见，安神助眠是酸枣仁最主要的功效，生用炒用均可。

现代药理研究表明，酸枣仁含有的酸枣仁皂苷及黄酮貳类，对中枢神经系统具有抑制作用，可以起到很好的镇静、催眠效果。随着现代生活节奏的加快，竞争越来越激烈，工作越来越紧张，精神压力越来越大，失眠的人也越来越多。然而，治疗失眠不能单靠安眠药，吃多了安眠药容易有依赖性，还会影响人的思维功能。所以，酸枣仁作为一种天然的助眠药，为人们提供了更安全的选择。

现代科技的发展和中医药学现代化，让酸枣仁在安神、助眠领域发挥了更重要的作用。临床上常可见到的"百合酸枣仁胶囊"或者"枣仁安神液"之类的药，就是利用现代工艺制成的中成药，为失眠患者提供了更加便捷的服用方法。

民间也有很多用酸枣仁治疗失眠的小偏方，比如：

材料：酸枣仁10克，粳米60克。

制法：将酸枣仁10克研成细末，加粳米60克，熬成一碗酸枣仁粥，每天早晚各喝一次。

功效：用来治疗心烦引起的失眠多梦。

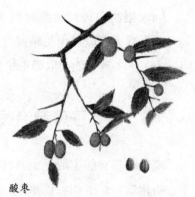

酸枣

酸枣仁还具有明显的抗惊厥作用，可明显抑制青霉素钠对神经元细胞的兴奋作用，降低谷氨酸水平，从而治疗癫痫病。

酸枣仁保护心脏的作用越来越被重视，研究表明，酸枣仁水提取物能抑制离体蛙的心率和收缩力，对心脏心率也有抑制作用。

酸枣仁还有降血压的作用，实验研究证实，酸枣仁总皂苷能持续降压。

另外，酸枣汁则可以益气健脾，能改善面色不荣、皮肤干枯、形体消瘦、面目水肿等症状。酸枣中含有大量的维生素E，可以促进血液循环和组织生长，使皮肤与毛发具有光泽，让面部皱纹舒展，起到美容养颜的作用。酸枣仁总黄酮有很强的清除自由基作用，可以防病抗衰老、延年益寿。

酸枣仁虽然能治疗失眠，但是作为一种广泛的社会性疾病，失眠的治疗还需要患者本人积极配合。下面就为大家介绍几点防治失眠的注意事项。

（1）保持乐观、知足常乐的良好心态。

（2）调整合理的作息时间，保持人的正常睡、醒节律。白天适度的体育锻炼，有助于晚上的入睡。

（3）养成良好的睡眠卫生习惯，如保持卧室清洁、安静、远离噪声、避开光线刺激等；避免睡觉前喝茶、饮酒等。

（4）限制白天的睡眠时间，除老年人白天可适当午睡或打盹片刻外，失眠人群应避免午睡或打盹，否则会减少晚上的睡意及睡眠时间。中午不午睡可能会取得更快、更好的治疗效果。

香蕉专治疲劳性失眠抑郁

现代快节奏的生活，很容易使人感到疲劳。人们早出晚归，赶班车、挤地铁、忙工作、接孩子，一天下来人们都会感到筋疲力尽，情绪低落，最终导致失眠、抑郁。这时候一根香蕉下肚，不仅有饱腹感，还有助于缓解疲劳，消除失眠、抑郁症状。

香蕉，古称甘蕉，肉质软糯，味道香甜可口，是一种老少皆宜的水果。相传，佛祖释迦牟尼正是因为吃了它，才获得了无穷的智慧。因此，香蕉被赋予了"智慧之果"的美称。大家都知道香蕉富含营养，具有多种功效，其中就有消除疲劳性失眠抑郁这一项，所以，它还被称为"快乐水果"。

为什么香蕉有此功效呢？原因在于香蕉中含有大量糖类物质及其他营养成分，可充饥、补充营养及能量，并且含有一种可使大脑5-羟色胺的浓度增加的物质，从而减少引起情绪低落的激素，使悲观失望、厌世烦躁的情绪逐渐消失，从而使人心情变得愉快舒畅。同时，也可以消除抑郁，改善睡眠。另外，香蕉含氨基酸，会转化成血清促进素，也能令人松弛、提升情绪。

香蕉除了具有抗疲劳作用外，还有明显的降压作用。香蕉防治胃溃疡的作用已被证实，现代科学试验结果表明，食用香蕉有刺激胃黏膜细胞生长的作用，使胃壁得到保护，进而起到预防和治疗胃溃疡的作用。一些胃病病人需服用保泰松来治疗胃溃疡，但服用此药后往往会诱发胃溃疡出血。如果在服药后适量吃些香蕉，就可以起到保护胃的作用。这是因为香蕉中含有的一种化学物质能刺激胃黏膜细胞生长繁殖，产生更多的黏液来维护胃黏膜屏障的厚度，使溃疡面不受胃酸的侵蚀。

　　由此可见，香蕉妙用多多，但被人们最常应用的却是它的润肠通便作用，香蕉所含的食物纤维可刺激大肠的蠕动，使大便通畅。因此，香蕉可防治习惯性便秘，特别对老人来说更是大有裨益。

　　由于香蕉的消化、吸收相当良好，因此从小孩到老年人，都能安心食用，并补给均衡的营养。但中医学认为，香蕉性寒，最适合燥热人士享用，如痔疮出血者、因燥热而致胎动不安者，都可生吃蕉肉。而脾胃虚寒、胃痛腹泻的患者应避之，除非经过蒸煮，寒性减退后才可进食。

第二节
本草防治小毛病，提升机体抵抗力

感　冒

1.板蓝根，感冒病菌的死敌

众所周知，板蓝根是最常见的治疗感冒药物之一，而且疗效可靠。因此，一些人一有点头痛脑热就服两包板蓝根冲剂；而到了季节更替，天气变化无常的时候，更是有不少人跑到药店里购买板蓝根冲剂，莫其名曰"预防感冒"。

千千万万的中药，唯独板蓝根等少数几个成为家喻户晓的良药，这是为什么呢？据现代科学测定，板蓝根有良好的抗菌、抗病毒、抗炎及解毒作用，可治疗急性咽喉炎、单纯麻疹、甲型流感、乙型脑炎、病毒性腮腺炎等。但板蓝根真是防治感冒的"万金油"吗？对每个人都适用吗？先看看医学上是怎么介绍板蓝根的药理和药效的。

板蓝根指的是十字花科菘蓝属两年生植物菘蓝的根茎部分。板蓝根含有多种氨基酸、谷幽醇、靛青、靛玉红等多种药用成分，具有清热解毒、凉血化斑的功效，对多种细菌性、病毒性疾病如流感、流脑、腮腺炎、钩端螺旋体病、肺炎、肝炎等有良好的预防和治疗效果。因此，在中药中它是一味常用的清热解毒药。

从药理上来看，板蓝根的毒副作用很小，但这并不意味着它就是无毒的。只是因为板蓝根有解毒作用，所以人们往往忽略了它的不良反应。

事实上，板蓝根的不良反应虽然较小，但服用方法也必须严格遵照药品包装上的说明，盲目滥用板蓝根非但起不了防病保健的作用，还会带来一定的风险。如果长时间大剂量地使用板蓝根，在肝脏的解毒能力下降时，就会引起蓄积中毒，使人出现消化系统和造血系统损害，如上消化道出血、白细胞减少等。这种情况在小儿上更为易见，原因是他们的肝脏功能不完善，解毒酶含量不足，而且用药剂量不好掌握。

需要注意的是，还有一些人对板蓝根会产生过敏反应。其表现为，在注射板蓝根注射液的时候，出现头昏眼花、气短、呕吐、心慌、皮疹，有时为全身多形红斑型药疹，严重者血压下降且出现过敏性休克，抢救不及时就会有生命危险。从药性上来说，板蓝根性味寒凉，所以多用于治疗风热型感冒，而对于年老体弱、脾胃虚寒者来说，长期大量使用，会使其体质进一步下降，还可出现口淡、疲乏等症状。

综上所述，板蓝根虽是一剂良药，但却不是包治感冒的万能药，也不是人人都适用。板蓝根虽然有一定的预防感冒的功效，但没有患上感冒之前还是不要盲目服用板蓝根，以免吃错了药而不见疗效。其实，预防感冒最好的方法还是加强体育锻炼，增强自身的免疫力，有了强健的体魄，感冒也就不得其门而入了。

2.大蒜治感冒，天然抗菌素

大蒜，也称葫蒜，被誉为"地里长出来的抗菌素"，它含有一种杀菌力很强的大蒜素，能杀灭多种病菌。现代药理研究证明，大蒜具有调解机体免疫功能、促进新陈代谢、调节人体血脂代谢异常、防止血栓形成、保护血管的作用。

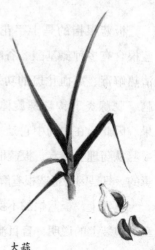

大蒜

中医认为大蒜味辛、热，归脾胃、肺、大肠经，不仅能增进食欲、祛湿、止泻痢、消中暑、祛寒气、健脾胃、化积食，还有达诸窍、通五脏、止鼻血、祛腥膻等功效。

这样看来，大蒜几乎能防治百病而强身健体，但其毕竟是辛辣之品，如何吃才能容易让人接受呢？在我国北方许多地方，每年的腊月初八，人们都有腌制腊八蒜的习俗，留待春节吃。大蒜用醋浸泡后，不仅蒜的辣味减少了很多，醋中也平添了几分蒜香，味道非常独特，是除夕吃饺子时极好的作料。

其实，腊八蒜不仅口感好，营养价值高，还是治疗感冒的良药。因为腊月是一年中最冷的季节，人们非常容易受到感冒的侵袭，而大蒜辛热，能祛除风寒，通达鼻窍，对于感冒引起的畏寒、发热、鼻塞等症状有很好的效果，而醋也有很好的抑菌或杀菌作用。因此，适度吃点用醋腌制的大蒜可提高机体免疫力，远离感冒困扰。

如果连腊八蒜的味道也不能耐受，干脆把蒜片加入热乎乎的汤中饮用，然后捂紧被子，痛痛快快出一身汗，全身毛孔通透了，感冒也就随汗而去了。

市面上的大蒜种类很多，而食用大蒜以紫皮品种生食为佳。将大蒜捣碎成泥状，用凉水搅匀，浸泡10～15分钟后拌凉菜食用。只有这样大蒜中的蒜素才能激活，进而发挥作用，延缓细胞的老化速度，具有很好的抗衰老、保健的功效。

大蒜纵然有千般好处，还是有很多人拒绝这个宝贝进入自己的餐桌，为什么呢？那就是吃完大蒜后的异味，刺鼻的"蒜臭"味确实不雅。下面就介绍几个小窍门来解决这个后顾之忧。

方法一：吃一些生花生米，15粒左右就差不多了。

方法二：把适量茶叶放入口中，5～10分钟吐掉就可以消除口腔异味了。

方法三：喝一杯牛奶。

方法四：吃山楂卷、山楂片、山楂糕、果丹皮等山楂制成的各种零食。

大蒜固然百益，但服用过量反而会伤身，中医认为大蒜味辛、热，阴虚火旺、肝热目疾、口腔诸病者慎用。为此，大蒜宜常吃，不宜多吃。

中　暑

1.藿香，防中暑

《本草纲目》中这样记载藿香："味辛，性微温，归脾、胃、肺经。"现代医学更证实了其新的养生功效。藿香具有芳香化湿、和胃止呕、祛暑解表的作用。主治湿阻中焦之脘腹痞闷、食欲不振、呕吐、泄泻、外感暑湿之寒热头痛等症状。

其实，不只在《本草纲目》中对藿香的主要功能给予了肯定，在其他著作中也有较多的描述。这些都成为后世医学的重要资料。比如《本草述》：散寒湿、暑湿、郁热、湿热。治外感寒邪，内伤饮食，或饮食伤冷湿滞，山风瘴气，不伏水土，寒热作疟等症。在《本草再新》：解表散邪，利湿除风，清热止渴。治呕吐霍乱，疟，痢，疮疥。梗可治喉痹，化痰、止咳嗽。

盛夏酷暑，气候多炎热潮起，如果此时身体对炎热的气候不能适应，散热机能发生障碍，就容易发生中暑，中医称之为"伤暑"，中医的伤暑又分为"阳暑"和"阴暑"。

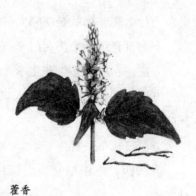

藿香

"阳暑"，也就是西医概念中的"中暑"。是指在高温、烈日的环境中因劳动、工作时间过长，感受暑热而引起的头晕、眼花、耳鸣、恶心、胸闷、心悸、无力、口渴、大汗等症状。这种中暑往往病情重而危急，不适于用藿香正气水来治疗。

"阴暑"则是在夏日炎炎之时，因过于避热贪凉而引起的中暑。夏季由于暑热湿盛，汗液大泄，肌肤毛孔开放、机体本身就容易受风邪和湿邪的侵袭。若此时过于避热趋凉，如久居于空调房间内，或坐卧于阴凉潮湿之地，或夜间露宿室外，或运动劳作后立即用冷水浇头冲身，或进食大量的冰镇饮料、冰镇西瓜等，均可导致风、寒、湿邪侵袭机体，出现恶寒头痛、发热无汗、鼻塞流涕、口渴、四肢酸痛、胸闷恶心、呕吐腹泻等一系列症状。这就是中医所说的"阴暑"。

随着现代人们生产、生活条件的日益改善，在炎热高温时也重视预防和保健，"阳暑"发生的病例愈来愈少。相反，"阴暑"的发生呈增加的趋势。此时用藿香正气来治疗，效果非常显著。另外，藿香正气中的药材成分大多有辛温燥湿的作用，对于在桑拿天中因为湿度大、暑热夹湿而引起的胸闷、恶心、呕吐等症状也有较好的疗效。

2.正确吃姜，安然过夏天

自古以来中医学家和民间都有"生姜治百病"之说。特别是在感冒受凉之后，煮一碗热腾腾的姜糖水，也是大家的首选。大家对姜的一贯认为也是，它是温热的，要在受凉、寒冷的季节要多吃，然而民间还流传的"冬吃萝卜夏吃姜，不用医生开药方""早上吃姜胜过参汤，晚上吃姜赛过砒霜"。这又将我们的思绪搞乱了：这姜要怎么吃呢？

《本草纲目》中有记载，生姜味辛，性温，能开胃止呕，化痰止咳，发汗解表。其实夏天多吃姜不仅可以避免中暑、缓解疲劳，还有杀菌、助消化的作用。

夏天之所以会发生心慌、中暑的情况，与排汗功能不好有关，姜有发汗和止吐的作用，平时吃可以起到预防作用，中暑时吃则能及时缓解症状。夏天天气炎热，人体唾液、胃液的分泌会减少，导致食欲大减，而姜中含有的挥发油、姜辣素、氨基酸能促进消化、增进食欲。同时，夏天人们总是感觉疲劳、乏力，还容易发生失眠等症状，中医认为生姜有化痰定惊的作用，炎热时节吃姜能兴奋神经、提神醒脑。

另外，有些人夏季容易拉肚子，是因为人体内的阳气外泄，腹中相对偏寒，姜是温性食物，可以祛除体内的寒气。腹泻后可用生姜、茶叶各9克，水煎服来进行治疗。

天气的炎热让人们整日离不开电扇、空调，而冷热温差的加大又让很多人患上风寒、感冒发烧、头痛、鼻塞等，专家认为生姜能入肺通气散寒，外感风寒的人可取生姜30克切细丝，加红糖，以温开水冲泡，趁热温服。

看来夏天吃姜的好处很多，然而古书也有记载："一年之内，秋不食姜。"因为秋天气候干燥、燥气伤肺，加上再吃辛辣的生姜，更容易伤害肺部，加剧人体失水、干燥。

对于"早上吃姜胜过参汤，晚上吃姜赛过砒霜"也有解释。中医有"阴阳消长"的理论，认为上午应该升阳，吃一些温阳、补气、助阳长的食物，比如吃点姜，能促进食欲、温暖身体，利于健康。

接近傍晚，阴长阳消，就要吃一些性味偏凉、养阴的食物。凉性的食物有利于减少发热和兴奋，通气顺畅，利于安眠，恢复体力。如果晚上再吃姜，则会刺激胃肠道，使人过度兴奋，进而影响睡眠，久而久之，对人体健康有害。

除此以外，姜还有多种吃法，例如炒菜、煮汤、熬粥时加点姜丝；做水饺馅时加点姜末，既能使味道更鲜美，又有助于醒胃开脾。

生姜虽好，也要注意它的一些用法和禁忌。一般来说，姜最好不要去皮，削皮后不能发挥姜的整体功效；不要吃烂了的生姜，腐烂的姜会产生一种毒性很强的物质，可使肝细胞变性、坏死，从而诱发肝癌、食道癌等；对于阴虚火旺、目赤内热或患有痈肿疮疖、肺炎、肺结核、胃溃疡、胆囊炎、肾盂肾炎、糖尿病、痔疮的人来说，不宜长期食用生姜。

下面介绍姜红茶的做法。

*材料：*姜、红糖各适量。

*制法：*姜切成片或丝，与红糖和水一起煮，水开后再煮10分钟左右即可。

*功效：*治感冒和暖胃，同时还可以退烧，并且在女性痛经的时候起到缓和作用。

但是，人们在日常生活中还要谨慎食用生姜红糖水：从治病的角度看，生姜红糖水只适用于风寒感冒或淋雨后有胃寒、发热的患者，不能用于暑热感冒或风热感冒患者，也不能用于治疗中暑。服用鲜姜汁可治因受寒引起的呕吐，对其他类型的呕吐则不宜使用。

口臭、溃疡

1. 荔枝粥除口臭，甘温健脾

荔枝，素有"人间仙果料""佛果"之美称，可见古人对它的推崇。杜甫著名的绝句："一骑红尘妃子笑，无人知是荔枝来"，再次印证了荔枝之美味，让杨贵妃也无可抵挡，不惜置驿传送，走数千里，乃至京师。更有"日啖荔枝三百颗，不辞长作岭南人"的佳句。

杨贵妃嗜食荔枝，除了荔枝的甜美风味，还可能是发现了它的美容作用。现代研究发现，荔枝的维生素C含量比较高，维生素C是人体必需的营养素，有助于增强机体的免疫功能，提高抗病能力。它还是制造胶原蛋白的关键，对维护皮肤健康很有帮助，还能促进微细血管的血液循环，防止雀斑的发生，令皮肤白皙光滑。

在我国，荔枝一直作为一种健脑益智的重要果品而在民间广泛食用。研究证明，荔枝果肉中含丰富的葡萄糖、蔗糖，总糖量在70%以上，位居多种水果的首位，具有补充能量、增加营养的作用。因此，对大脑有补养作用，能明显改善失眠、健忘、神疲等症。

荔枝除广为人知的滋补作用外，还有止呃逆、止腹泻的作用。荔枝甘温健脾，并能降逆，顽固性呃逆及五更泄者的食疗佳品。此外，荔枝还有消肿解毒、止血止痛的作用。还可用于外科疾病，如肿瘤、瘰疬、疔疮恶肿、外伤出血等病。下面给大家介绍几个荔枝的食疗方。

（1）荔枝干7枚，连壳烧灰研末，用开水调服，可治呃逆。

（2）荔枝干肉15克，大枣3枚，用水煎，常服，可治脾虚泄泻。

（3）荔枝干7～10枚，海带15克，海藻15克，以适量黄酒和水煎服，可治疗淋巴结核、疔毒。

（4）荔枝干（连壳）30克，研碎，用水煎服，每日1剂，治妇女崩漏。

在人们的意识中，口臭的原因无非是口腔本身的疾病，如：龋齿、牙龈炎等，还有进食刺激性食物后的短暂口臭，或者某些胃肠道疾病。除此之外，人们往往认为口臭是因为"上火"了。而荔枝的火气很大，广东人有一句话"一只荔枝三把火"，有些人吃多了会口腔溃疡或流鼻血。因此，口臭了，再吃荔枝，不是火上浇油吗？

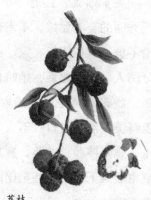

荔枝

其实，有一种口臭，就需要荔枝的温热来治疗。中医学认为，荔枝味甘、酸，性温。具有补脾益肝、理气补血、温阳益气的功效。很多中老年人患有阳虚便秘，主要表现为小便清长，排便无力，宿便不能及时排出肠道，有害物质被吸收入血，泛溢于口，就会出现口臭。此时，如果用苦寒之药泻火，只能更伤阳气。所以，用荔枝来温阳益气，即可消除口臭。

下面给大家介绍一下荔枝粥的做法，不仅可以除口臭，还有很多其他的功效。尤其适合产妇、老人、体质虚弱者、病后调养者食用；贫血、胃寒和口臭者也很适合。

但食用荔枝的宜忌也要谨记。荔枝乃补血、壮阳火之品，糖尿病人慎用荔枝；阴虚火旺、有上火症状的人忌吃，以免加重上火症状；阴虚所致的咽喉干疼、牙龈肿痛、鼻出血等症者忌用；实热证的人忌食。

2.油菜防治口腔溃疡

"莺飞草长三月天，油菜花开满山间"。每年春天，漫山遍野黄灿灿的油菜花早早吹响了迎春的号角。从早春至深秋的漫长季节里，油菜花仿佛一群金色的候鸟，自东向西、由南到北，次第绽放。在广袤的大地上，勾勒出一幅幅令人惊叹的自然画卷。

关于油菜，还有一个美丽的故事，据说古代江苏吴江有一位聪明秀丽的芸香姑娘，不幸患上皮肤病，身上疥疮累累，痛痒流脓，久治不愈，只得闭门在家。一天夜里，她梦见一片油菜花，金灿灿的十分诱人。梦醒之后，她暗自思忖，莫非油菜可治愈我身上的病么？于是，她来到菜地里，摘取新鲜的油菜苗，洗净后，炒食之，果然味道鲜美，清香可口。不久，大便通利，皮肤上的疮疖也逐渐好转。于是，她坚持炒食油菜，数月后，芸香姑娘全身皮肤光亮平滑，甚至疤痕也没落下，脸庞甚至比以前更漂亮了。此后用油菜治疮疖、乳痈一类疾患的方法，就在民间流传开来。

不管是故事还是传说，油菜的药效却是肯定的。明代李时珍在考察油菜的生长特点和形态特征后，便把它作为药物录入《本草纲目》，说油菜的茎叶和种子"辛温无毒，方药多用"，有"行血、破气、消肿、散结"的功能，对医治吐血、痈肿、血痢、痔疮等症疗效显著。而人们平时容易患的口腔溃疡，就是因为各种原因导致的"口腔上火""口疮"，比如平时忧思恼怒、嗜好烟酒咖啡、过食肥甘厚腻，均可致心脾积热、肺胃郁热、肝胆蕴热，进而热炽生火，热壅血瘀，发于口即为口疮。这恰恰跟油菜的功效相合。

人们一旦得了口腔溃疡，不仅影响吃饭，并且疼痛难忍，然而当你手忙脚乱地涂抹药粉、含漱药液刚刚使溃疡愈合的时候，又有新的溃疡发出来，这种溃疡反复发作，经久不愈，令人烦恼不已。有时候还并发口臭、牙龈红肿、慢性咽炎、便秘、头痛、头晕、恶心、乏力、烦躁、发热等全身症状，让人备受折磨。专家介绍，口腔溃疡都是由于病毒引起来的，一般多发于春秋季节交换的时候，免疫力低下的人由于季节变化，而体内的环境不能及时调整，病毒此时就会乘虚而入，造成溃疡。

所以，对于经常口腔溃疡的人，增强身体免疫力，预防溃疡的发生就显得尤为重要，而好吃又便宜的油菜，正是人们的上好选择。现代研究证明，油菜中含有丰富的钙、铁和维生素C，能够增强免疫力，对抗各种炎症。另外油菜中的胡萝卜素含量也很丰富，是人体黏膜及上皮组织维持生长的重要营养源，对于抵御皮肤过度角化大有裨益。爱美人士不妨多食用一些油菜，一定会收到意想不到的美容效果。

下面就介绍一种具有高纤维、高营养、低热量而且美味的油菜做法。

材料：香菇6朵，油菜1小把，盐2克，酱油适量，蚝油一小匙，水淀粉、鸡精适量。

制法：先将油菜下水稍微焯一下，捞起放凉水里。锅开中火，少量油下葱姜蒜炒香，放进香菇块煸炒后加入适量的清水，加酱油、蚝油，翻炒，直到香菇出汤。香菇收汁差不多的时候，可以加一点水淀粉勾芡。最后把香菇倒在油菜上即成。

功效：为身体补充维生素C和铁、钙等，增强机体免疫力。

现代快节奏的生活，人们已经无暇精心安排自己的食谱了，不过当你为吃什么而感觉手足无措的时候，想想嫩绿绿的油菜，防病、治病、提高机体免疫力，一菜搞定，也是对自己身体负责的选择。

消化不良

1.白萝卜助消化，胃口好

白萝卜是一种常见的蔬菜，生食熟食均可，在民间有"小人参"之美称。李时珍在《本草纲目》中对白萝卜的食用价值评议为："可生、可熟、可糖、可醋、可饭，乃蔬中之最有利者。"民间也有许多关于萝卜的谚语，比如："秋后萝卜赛人参""冬吃萝卜夏吃姜，不劳医生开药方""萝卜响，咯嘣脆，吃了能活百来岁"，这些说法虽然有些夸张，但是白萝卜确有其独特的医疗价值。

白萝卜全身都是宝，叶、皮、子都均可入药。萝卜叶性温苦辛，归肺肝脾经，具有清肺火、利肝脏的功效。萝卜皮中富含钙质，中老年人宜常吃，可有效预防骨质疏松。

萝卜能化气消滞，具有解除宿食不化之功。《本草纲目》中记载它的作用是："宽中化积滞，下气化痰浊。"因食油腻过多引起的消化不良、胃脘胀满，或滥吃人参补品，引起的肚腹胀气，可用萝卜洗净、剥皮后，切片生食，即可帮助消除肚腹胀气。萝卜子（又叫莱菔子）功效同萝卜，且消食行滞、止咳化痰的作用更优于萝卜。

现代研究认为，白萝卜含芥子油、淀粉酶和粗纤维，具有促进消化、增强食欲、加快胃肠蠕动作用。萝卜中还含有一种特殊化合物——异硫氰酸苯酯，能杀虫，对人体无害。研究证明，用萝卜汁来治滴虫性阴道炎，治愈率高达90%以上。萝卜汁还有降血压作用，民间用萝卜捣汁加少许蜂蜜治高血压和动脉粥样硬化。所以，常吃萝卜可降低血脂、软化血管、稳定血压，预防冠心病、动脉硬化、胆石症等疾病。高血压患者不妨一试，用法是：取萝卜洗后捣汁，每次服30~50毫升，每日两次，连服一周。

白萝卜还有抗癌作用，由于白萝卜含有木质素，能提高巨噬细胞的活力，从而吞噬癌细胞，它还含有一种酶能分解致癌的亚硝胺，从而防止癌细胞的生成。另外，萝卜含有能诱导人体自身产生干扰素的多种微量元素，可增强机体免疫力，并能抑制癌细胞的生长。因此，常吃萝卜对防癌、抗癌有重要意义。

食用萝卜虽好处多多，但仍有禁忌，需要注意的是：脾胃虚弱者，应减少食用；服用参类滋补药时忌食本品，以免影响疗效；不宜与橘子同吃，易患甲状腺肿。

下面就为大家介绍几种常见、安全、有益的萝卜吃法。

（1）蜜饯萝卜

材料：鲜萝卜0.5千克，蜂蜜150克。

制法：鲜萝卜洗净，切成丁，放在沸水中煮沸后捞出滤干水分，晾干，再放锅内加蜂蜜150克，用小火煮沸，调匀即可，饭后食用。

功效：有宽中消食、理气化痰作用。适用于饮食不消，腹胀，反胃，呕吐等症。

（2）凉拌海蜇萝卜丝

材料：海蜇皮200克，萝卜150克，酱油、盐、醋、麻油各适量。

制法：先将海蜇皮切细丝，用开水稍烫，捞出放入凉水中。将萝卜洗净切细丝，用盐稍腌浸一下出水，与海蜇丝放盘内。再加酱油、醋、麻油等调料，拌匀。

功效：这道菜清淡爽口，不仅能缓解消化不良、腹胀，还能败火，止咳化痰。

（3）萝卜排骨汤

材料：萝卜150克、排骨150克，枸杞、盐、姜片、黄酒、红枣、胡椒粉、八角各适量。

制法：先将白萝卜去皮，切块后放置在盘中备用，按照家常方法先炖排骨，等排骨炖熟，汤炖到白色时，再放入萝卜。再用大火煮沸，然后改成中火，煮到萝卜软糯为止，再加入适量的盐、胡椒粉和味精，这样一道营养又美味的萝卜排骨汤就做成了。

功效：促进消化，增强食欲，适合食欲不佳者食用。

2.山楂到，消化变顺畅

一说到山楂，人们就会想到各种各样的山楂类小食品，比如山楂卷、山楂糕、果丹皮、山楂片、雪球，还有大名鼎鼎的老北京冰糖葫芦。每到入冬，在我国的大江南北，尤其是在北方，街头巷尾都可见到山楂制成的红似玛瑙的冰糖葫芦。

山楂不仅味美，还有很高的药用价值，我国自元代开始就将山楂作为重要的中草药应用于祛病疗疾。《本草纲目》中记载："山楂性味酸甘、微温，归脾、胃、肝经，化饮食，消肉积、症瘕、痰饮、痞满吞酸、滞血痛胀。"现代医学更证明山楂具有降压降脂、强心扩冠、防老抗癌、化痰止泻的作用。

相传有一次杨玉环生病不思饮食，唐玄宗得知后坐立不安，御医们想尽办法治疗，始终不见效果。这时一位道士自荐为贵妃治病，其脉沉实而滑；观其舌苔，白腻而厚。道士讲，此乃食气内积，不能运化，伤及脾胃，御医所用之药多为补品，愈补而愈滞。说罢，他命人用山楂10枚，去核，又将红糖熬汁，将山楂倾入糖汁内冷却后让贵妃食用，并许以半月必愈，后果然如期。这种酸甜可口的食物传入民间，就成了冰糖葫芦。

山楂中含有丰富的膳食纤维和果胶。膳食纤维是肠道"清道夫"，可以促进肠道的蠕动和消化腺的分泌，有利于食物的消化和废物排泄，特别对消肉食积滞作用更好。目前已有50多种中药配方以山楂作原料，如常见的开胃健脾药有"山楂丸""焦三仙""保和丸"等。

中医认为，山楂能散瘀血，有助于治疗跌打损伤，解除局部瘀血状态。殊不知，山楂治疗女性某些月经病也有很好的效果，是血瘀型痛经的佳品。血瘀型痛经常表现为经前1~2天或经期第1~2天发生小腹疼痛，待经血排出流畅时，疼痛逐渐减轻或消失，且经血颜色暗红，伴有血块。

下面为大家介绍一种治疗血瘀型痛经的山楂食用方法。

材料：山楂1千克，红糖250克。

制法：鲜山楂洗净后加入适量水，文火煮至烂熟，加入红糖，再煮10分钟，待其成为稀糊状即可。经前3天开始服用，每日早晚各食山楂泥30毫升，直至经后3天停止服用，此为1个疗程，连服3个疗程即可见效。

功效：此法适合消化不良者，也适合月经不调、中医辨证为血瘀者。

山楂酸甜可口，但生吃不宜过多。《本草纲目》中讲："生食多，令人嘈烦易饥，损齿，齿龋人尤不宜。"现代研究表明，生山楂中所含的鞣酸与胃酸结合容易形成胃石，很难消化掉。如果胃石长时间消化不掉就会引起胃溃疡、胃出血甚至胃穿孔。临床常用的药物多为炮制过的，如焦山楂等。另外，山楂含有大量的有机酸、果酸、山楂酸、枸橼酸等，空腹食用会使胃酸猛增，对胃黏膜造成不良刺激，使胃发胀满、泛酸，若在空腹时食用会增强饥饿感并加重原有的胃痛。因此，山楂不宜空腹食用。

最后需要注意的是，孕妇不宜多吃山楂，因为山楂有收缩子宫平滑肌的作用，有可能诱发流产。所以，孕妇有早孕反应、进食挑剔时，酸甜爽口的山楂一定要有节制。不过，临产的孕妇吃山楂，则有催产之效，并能促进产后子宫恢复。

盗 汗

1.妙用五味子，敛汗又防风

你是否有过这样的经历，一觉醒来，发现浑身是汗，稍做运动就大汗淋漓。这就是盗汗，这种现象已经成为诸多人的困扰。很多人吃药都不见疗效。这种情况与自身体质有很大关系，需要花费一定的时间来调养才可能去除病根。这里为大家推荐的是五味子。

五味子可以药用，已经是众所周知的事。早在唐代，五味子的药用价值就被医家挖掘出来。唐代《新修本草》中记载："五味皮肉甘酸，核中辛苦，都有咸味。"可见，五味子有5种味道，因而得名。《神农本草》中将五味子列为上品，古代医学家、药王孙思邈曾说"常服五味子以补五脏气"，女皇武则天更是以服用五味子来延年益寿。

李时珍的《本草纲目》中记载："五味子今有南北之分，南产者红，北产者黑，入滋补药，以用北者为良。"就是说五味子有南北之分，但南五味子的滋补作用较差，所以冬季进补时应选用北五味子。五味子性温，味酸咸，归肺、心、肾经，具有敛肺止咳、补肾宁心、益气生津之功，主治肺虚、咳嗽、自汗盗汗等症。

现代医学认为，五味子是一种较为理想的神经系统兴奋剂，经常服用适当剂量对中枢神经系统各部位有反射性反应，均有兴奋、强壮的作用，能调节胃分泌和促进作用，并对肝脏有一定的保护作用。

现代药理学研究还证实，五味子对中枢神经系统具有明显的镇静作用；五味子可增强人体中枢神经系统的兴奋与抑制的协调，改善智力水

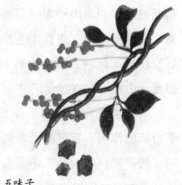

五味子

平，提高学习记忆效率；五味子还有扩血管、保肝、抗氧化、抗溃疡的作用；另外，它还能清除自由基、抑制过氧化脂质形成，增强免疫力，延缓衰老。下面介绍五味子茶的做法。

材料：五味子15克，冰糖30克。

制法：将五味子洗净，用开水略烫，立刻捞出，放在茶杯内，加入冰糖，用开水冲泡，1日2～3次。

功效：此茶饮可以养心安神，补肾涩精。用于治心肾气虚、早泄、遗精、遗尿、失眠、健忘、心悸。此外，还可用于自汗、盗汗、胃酸缺乏、烦渴等。传染性肝炎，谷丙转氨酶居高不降，口干欲饮，或伴盗汗，湿热症状不显。

2.浮小麦，补精气止盗汗

冬春换季时是中青年盗汗的高发期，用通俗的话讲，经过一个漫长的冬季，储存在人体内的"精气"已不足，再加上抗寒过度损伤津液，当体质下降时，就会出现盗汗。而且中青年所承担的工作和生活压力都较大，体力、精力多有透支，极有可能导致人体自主神经紊乱，若在日常生活中不注意补气，很容易盗汗。

盗汗现象与饮食结构、工作压力、精神状态都有很大的关系，临床上因为盗汗而就诊的人多是因为工作压力增大，冬季进补过度造成的。如果是气虚造成的盗汗，可以通过饮食调节，达到补气的效果，减少盗汗的产生。

浮小麦就是干瘪的小麦，可以浮在水面上，是一味中药。中药房里就有浮小麦，在做饭时可以放点，做成两掺饭，同时放点红枣，起到补气的作用。如果实在买不到浮小麦，煮食一般的麦子也能起到缓解盗汗的作用。在我们的日常饮食中，一些药食两用的中药材，也可以缓解盗汗，例如在炖母鸡汤时，可以加入黄芪、枸杞、党参，或熬粥时加入红枣、莲子、冰糖，都可以补气。

浮小麦为禾本科植物小麦的干瘪果实水淘浮起者。其味甘、咸，性凉，具有益气养心、除热止汗之功效。临床用以治疗多种盗汗，均有较好的疗效。

产后盗汗：浮小麦15～30克，黄芪10～15克，红枣10枚，煅牡蛎20克。水煎服，每日1剂。

体虚盗汗：浮小麦20克，红枣、乌梅肉各15克，水煎服，每日一剂。

热病后盗汗：浮小麦、玉米芯各30克，煎汤代茶饮。汗多者服用3剂即可。

肺结核盗汗：浮小麦、百部各15克，百合30克，水煎服，每日一剂。

便　秘

1.胖大海：清宣肺气，润肠通便

胖大海味甘、性寒，可宣肺、利咽、清肠，主治痰热咳嗽、声哑、咽喉肿痛、大便干结等病症，开水冲泡，每次2～3枚即有效。说起胖大海的由来，还有一段感人的传说。

在古代，有个叫朋大海的青年跟着叔父经常乘船从海上到安南（今越南）大洞山采药。大洞山有一种神奇的青果能治喉病，但大洞山上有许许多多野兽毒蛇出没，一不小心就会丧命。朋大海很懂事，深知穷人的疾苦，他和叔父用采回来的药给穷人治病，少收或不收钱，穷人对大海叔侄非常感激。

有一次叔父病了，大海一人到安南大洞山采药，一去几个月不回来，父老乡亲们不知出了什么事。等叔父病好后，便到安南大洞山了解情况。叔父回来后说："据当地人说，去年有一个和我口音相似的青年采药时，被白蟒吃掉了。"大海的父母听了大哭，邻友们跟着伤心流泪，说他为百姓而死，大家会永远记住他，便将青果改称"朋大海"，又由于大海生前比较胖，也有人叫"胖大海"。

中医认为，胖大海性寒味甘，有两大功能：一是清宣肺气，可以用于风热犯肺所致的急性咽炎、扁桃体炎，比如感冒时身体感到发热，嗓子疼，口干，同时伴有干咳；二是清肠通便，用于上火引起的便秘。正确服用，见效就收。

长期大量饮用时，更要注意用药引起的不良反应。胖大海是纯中药，只适用于风热邪毒侵犯咽喉所致的音哑，但对因声带小结、声带闭合不全或烟酒过度引起的嘶哑却无效。另外，过量饮用胖大海会引起大便稀、胸闷等不良反应，特别是老年人及脾虚者更应慎用。

以下情况不适合使用胖大海：一是脾胃虚寒体质，表现为食欲减低、腹部冷痛，大便稀溏，这时服用胖大海容易引起腹泻，损伤元气；二是风寒感冒引起的咳嗽、咽喉肿痛，表现为恶寒怕冷、体质虚弱，咳嗽白痰；三是肺阴虚导致的咳嗽，也表现为干咳无痰、声音嘶哑，此种情况多属于慢性呼吸道疾病。

此外，脾胃虚寒及风寒感冒引起的咳嗽、咽喉肿痛、肺阴虚咳嗽不宜用。入秋季便秘、失音应慎用。而且胖大海一般用量为3～5枚，煎服或浸泡饮用即可，切勿将胖大海当水饮用。

2.决明子，粥疗治便秘

决明子，也叫草决明、还瞳子、千里光，只看名字，就可猜到决明子有明目的作用，其实除了明目，决明子还有很多神奇的妙用。

古时候有位老道，虽年已过百，但身体健康、耳聪目明。于是人们竞相拜求延年仙术，老人却说并无仙术，只是常食决明子罢了。由此可见，常服决明子能强身健体、延年益寿。

中医认为，决明子味苦、甘、咸，性微寒，入肝、肾、大肠经；

有清肝明目、润肠通便、降压降脂的功效；可治疗便秘及高血脂、高血压，目赤肿痛、视物模糊等眼疾。

（1）清肝明目

适宜于眼科诸疾，如肝热上冲所致目赤肿痛、多泪、视物模糊，以及青光眼、白内障、结膜炎等，因其有保护视神经的作用，对现代电视族、电脑族等易引起眼睛疲劳的人群有益。

（2）润肠通便

适宜于各种便秘患者，便秘导致肠壁对滞留肠内毒素的吸收，长期便秘，易使人体衰老，也是结肠癌、痔疮等病的诱因，还是心脑血管疾病突发的成因之一。本品使排便顺畅而不稀薄，也无腹痛等不适之症，通便而不伤正，常服无流弊。

现代研究表明，决明子含有多种维生素和丰富的氨基酸、脂肪、碳水化合物等，其保健功能日益受到人们的重视。下面为大家介绍菊花决明子粥的做法。

材料：菊花10克，决明子10～15克，粳米50克，冰糖适量。

制法：先把决明子炒至微有香气，取出，待冷后与菊花煎汁，去渣取汁，放入粳米煮粥，粥将熟时，加入冰糖，再煮沸即可食用。每日1次，连续服5～7日。

功效：适用于高血压、高脂血症，以及习惯性便秘等。

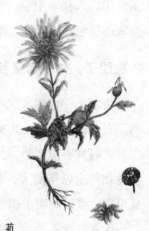

另外，决明子还可外用，可以做枕头。宋代文学家黄庭坚作诗"枕囊代曲肱，甘寝听芬苾，老眼愿力余，读书真成癖"，指的就是决明子枕。使用决明子枕有清热安神、明目助眠的作用。

不过，决明子性微寒，脾胃虚寒，容易腹泻、胃痛的人，不宜饮用此茶。低血

菊

压者慎用决明子制剂，因其有利水降压作用，以免血压过低，发生危险。其"主宣泻"的不良反应，一定要引起怀孕女性的重视，最新研究发现，长期饮用决明子，轻则引发月经不规律，重则使子宫内膜不正常，从而诱发早产，因此孕妇忌用。

腹痛、腹胀

入冬后，气候寒凉，老年人及胃肠功能不好的人容易腹胀。一般表现为脘腹胀满，隐痛不适，重则不思饮食、辗转难安。对此情况，可以用陈皮具有消食开胃的功效，因此对消化不良或肠胃有问题的人来说，陈皮是一剂良药。不妨选择陈皮艾灸加汤饮的方法来缓解。

陈皮灸是治疗腹胀、厌食的好办法。

灸前准备大艾炷，陈皮、生姜、火柴、线香、灰盒等。先取陈皮适量，研为细末，用生姜汁调成糊膏状，用陈皮膏敷在中脘穴和神厥穴上，上置艾炷，用线香火点燃艾炷进行施灸，当患者感到灼热时，则换艾炷再灸。不换陈皮膏，将预定内状数（3～7壮）灸完为止。一般以灸处出现汗湿红晕现象而不起疱，患者又有舒适感为宜。

因本法具有温胃止呕、散寒止痛的作用，所以对风寒湿痹、肠胃虚弱病症均可采用。如胃腹胀，食欲不振等症。

下面为大家介绍陈皮姜枣汤的做法。

材料：陈皮10克，生姜50克，大枣5～10克，水500毫升。

制法：陈皮、生姜剁成碎末，与大枣一起加水煮沸后改文火，再煎3～5分钟，即可。趁热饮用效果最好。如嫌苦辣，可加点红糖调味。

功效：陈皮可理气降逆，大枣可补脾益胃，姜是暖胃驱寒的食疗佳品，阴虚火旺者不可多饮。

需要提醒的是，陈皮茶性味偏温，如果伴有口苦等上火症状，以及阴虚火旺者不宜饮用。另外，泡药茶时，千万不可把鲜橘皮当陈皮。因为鲜橘皮不仅不具备陈皮的药用功效，而且表面可能还会有农药和保鲜剂污染。但这并不说明鲜橘皮就没有用处了，我们可以挑选一些熟了的橘子，剥下皮用清水浸泡冲洗5~10分钟，洗净果皮外残留的农药等物，待干燥后剥开果皮，阴干。干燥后装入两层塑料袋中，放置家中的阴凉干燥处贮存3年以上再用。

牙 痛

花椒有广泛的综合利用价值，营养极为丰富，很早就广泛应用于烹调、食品、医药、化工等方面。据分析表明，花椒叶富含香精，不仅是高档食品、化妆品及制皂工业的原料，而且具有驱虫、镇痛、麻醉等药用价值。

《本草纲目》中记载花椒："散寒除湿，解郁结，消宿食，通三焦，温脾胃，补佑肾命门，杀蛔虫，止泄泻。"

《神农本草经》中记载：花椒"味辛、温，主治风邪气，温中，除寒痹，坚齿明目"。花椒有麻醉作用，液体里花椒浓度达20%的话，麻醉效果甚至可以与真正的麻醉药如普鲁卡因等相近。除此之外，花椒还含有能消炎止痛、抑制局部炎症反应的成分，而且花椒里含有的挥发油对6种以上的细菌、11种以上的真菌都具有较好的抑菌、杀菌作用，对牙龈炎之类的感染性牙病，自然就可以起到治本的作用。

如果牙痛来得突然，一时间无法就医，可以试试以下方法。

材料：醋60~80毫升，茶叶5克，花椒25克。

制法：将醋与花椒一起煮30分钟，待稍凉后，用来漱口。或者先将5克茶叶用煮沸的水冲泡10分钟，然后用一个过滤网将茶叶滤出，用1匙醋与茶水搅拌。每日用茶醋混合液漱口两次，就会有效果。

功效：杀菌消毒，适用牙痛。

有人可能会问，如果主料是花椒，那么用花椒直接泡水，或者煮水不就行了吗？醋是否可以不用了呢？建议最好还是用醋，因为花椒除了本身有杀菌消毒的效果外，还会给呼吸道造成刺激。

呕 吐

1.力气止呕，首选吴茱萸

《本草纲目》中记载吴茱萸："开郁化滞，治吞酸，印度腹痛，血痢，喉舌口疮。"

关于吴茱萸，民间有一个有趣的传说。春秋战国时代，吴茱萸原生长在吴国，称为吴萸。有一年，吴国将吴萸作为贡品进献给楚国，楚王见了大为不悦，不听吴臣解释，就将其赶了出去。幸亏楚国有位精通医道的朱大夫追去留下了吴萸，并种在自家的院子里。一日，楚王受寒而旧病复发，胃疼难忍，诸药无效。此时，朱大夫将吴萸煎汤治好了楚王的病。当楚王得知此事后，立即派人前往吴国道歉，并号召楚国广为种植吴萸。为了让人们永远记住朱大夫的功劳，楚王把吴萸更名为吴茱萸。

吴茱萸，味辛、苦，性温，有小毒，入肝、胃、脾、肾经，有浓烈香味。能驱虫除臭，利五脏，消食积等，有散寒止痛、理气止呕、温中止泻的作用，可用于寒疝睾丸冷痛，脐腹部的寒气作痛，以及寒滞所致的脘腹胀痛、泄泻、呕吐酸水等症。现代药理研究表明，吴茱萸含有吴茱萸碱、吴茱萸内脂醇、脂肪酸等化学成分，对金黄色葡萄球菌、绿脓杆菌、结核杆菌及多种皮肤真菌都有较强的抑制作用，并能驱除胃气和抑制肠内异常发酵，还具有较好的镇痛作用。下面给大家介绍一种治疗消化不良的有效方。

吴茱萸用于治疗消化不良有较好的疗效。

材料：吴茱萸3克，食醋5～6毫升。

制法：吴茱萸与食醋调成糊状，加温40℃，摊于两三层纱布上，贴于脐部，12小时更换1次。

　　功效：有调节肠功能、温中散寒、止痛及帮助消化的作用。

　　此外，吴茱萸含挥发油、有机酸类等多种化学成分，具有多种药理活性，有免疫调节、降低血糖、抗血小板聚集、抗菌、抗炎等作用，对心功能及血流动力学也有影响。近年的研究发现，吴茱萸具有抗休克、强心作用，以及抗心律失常、抗氧化、抗衰老、抗癌、抗艾滋病和治疗不育症等作用。

2.胃热呕吐，芦根对症

　　芦根，俗名苇子、苇子根，多年生草本，生于池沼地、河溪边、潮湿地等处。茎直立，有明显节，节间中空。叶互生，叶片披狭针形或披针形。夏季茎顶开花，排成圆锥花序。多在春末夏初之间采收，入药只用在根部长出的白色嫩芽。

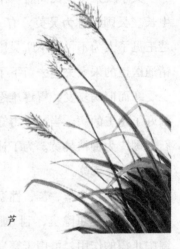

芦

　　鲜芦根与干芦根，在炮制上略有不同，前者切成寸段即得，后者取原药材，洗净泥沙，捞出微闷后，去掉杂质，洗净晒干。

　　芦根甘寒，入肺、胃经，清热、生津、止呕。治热病烦渴、口干咽燥、肺热咳嗽、胃热呕吐、小儿隐疹不透。唐代医学家苏敬等编著的《新修本草》中也记载："疗呕吐逆不下食，胃中热、伤寒患者弥良。"临床常用芦根治疗温热病初起的发热、烦渴，胃热津伤的呕吐、呃逆，以及肺热、胸痛、咳脓血的肺痈，还可以用于治疗小便短赤、热淋涩痛等症。

　　芦根是一种常用的中草药，具有清热、生津、除烦、止呕之功效，对胃热呕吐、口臭、咳痰黄稠腥臭、肺疹、支气管扩张、牙眼出血、胆结石、黄疸、痛风、小儿麻疹、小儿麻痹症及一切热性病人口干烦渴等病症有一定疗效，用于治疗小便赤涩、肺痈、肺脓肿、大叶性肺炎、肺燥干咳、吐血、咯血、肺痈、咽干口燥等病症。

下面介绍生芦根粥的做法。

材料：生芦根30克，粳米50克。

制法：先将生芦根洗净，放入砂锅内，加水适量，煮15分钟，去渣留汁。将粳米和芦根汁放入砂锅中，再加适量水，煮成稀粥即可。每日早餐或晚餐时服用，每次5～10克为佳。

功效：清热、生津、除烦、止呕，脾胃虚寒泄泻、风寒咳嗽、胃有痰饮湿浊者不宜食用。

咳　嗽

1. 枇杷：咳嗽的克星

枇杷，古名芦橘，又名金丸、芦枝，是亚热带树种，原产于我国东南部，因果子形状似琵琶乐器而名。

唐代诗人羊士谔的诗句："珍树寒始花，氤氲九秋月。佳期若有待，芳意常无绝。鳞鳞碧海风，蒙蒙绿枝雪。急景有余妍，春禽自流悦。"描绘了枇杷树如亭亭玉立妙女，不与人争春，而在万花凋零，秋叶飘落和晚秋季节里，才开始孕育花蕾到寒冬开放，迎着雾雪，独显高洁，留下金丸，给人们留下深刻的印象。

枇杷与樱桃、杨梅并称"初夏三姐妹"，上市时节，黄澄澄的果实，十分诱人，仅是看着已让人垂涎欲滴了。枇杷名品有：浙江余杭的"软条白砂"，肉白味甜；福建莆田的"解放钟"，果肉厚嫩，汁多味美；江苏吴县的"照种白沙"，汁多质细，风味鲜甜。

在我国福建莆田，枇杷被酿成枇杷酒，酒色金黄，澄清透明，有光泽。酒精度在7～12度左右，具有纯正、优雅、怡悦、和谐的果香和酒香。且富含人体所需的各种氨基酸，多种维生素及矿物质，具有很高的保健功能，是目前最佳的饮料酒。还有稀有的枇杷蜜，甘甜上口，堪称蜜中佳品。

枇杷是水果中的佼佼者，据营养专家测定，枇杷含有多种维生素、必需氨基酸及矿物质等。其中，胡萝卜素含量仅次于杏和芒果，居果品第三位。而枇杷的类胡萝卜素含量同样丰富，常吃能够增强人的视力。

枇杷不仅营养成分高，还有很好的药用价值。《本草纲目》中记载："枇杷能润五脏，有祛痰止咳，生津润肺，清热健胃之功效"。因此，枇杷果味甘酸，性凉，具有清肺、润肺、止咳、和胃、止渴、下气、止吐逆的功效。可治咳嗽、吐血、燥热、呕逆等症，特别是对肺热咳嗽，虚热肺痨，吐血呕逆等症有良效。

下面为大家介绍几个枇杷治疗咳嗽的小偏方。

治肺燥咳嗽：每次吃鲜枇杷果肉5枚，每日2次。

治肺癌热性咳嗽、咳脓痰与咯血者：枇杷叶15克（鲜品60克），粳米100克，冰糖少许。先将枇杷叶用布包入煎，取浓汁去渣。或将新鲜枇杷叶刷尽叶背面的绒毛，切细后煎汁去渣，入粳米煮粥。粥成后入冰糖少许，佐餐服用。

治胃癌肺转移呕哕、咳嗽：新鲜枇杷叶若干张，糯米250克。将糯米用清水浸泡一宿，新鲜枇杷叶去净叶上绒毛，洗净后包粽子，蒸熟后即可食用。每日1~2次，连服3~4天。

对于小儿咳嗽，儿童肺脏娇嫩，极易受外来邪气侵袭而发病，咳嗽为常见症状，而儿童又不容易配合治疗。因此，好吃有效的枇杷，更是治疗儿童咳嗽的良方。临床上枇杷常常与川贝母组合在一起，清热润肺、止咳化痰的作用更强，一般药店中常可见到川贝枇杷膏或者川贝枇杷液，口感微甜，不似一般中药汤剂样苦涩，效果良好，很适合儿童选用。

对于嗜好烟酒的人们，戒掉烟酒不容易，那就选择枇杷，一杯枇杷酒，既解了烟酒之瘾，又不耽误润肺保健，至少利弊对冲一下，让你把这种赛过活神仙的日子过得更心安。

2.小儿咳嗽，川贝母药引

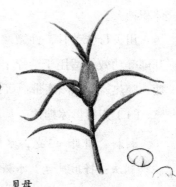

贝母是百合科草本植物的干燥鳞茎，是一味止咳化痰的良药。据《本草纲目》记载：贝母主治伤寒烦热、咳嗽止气、安五脏、利骨髓、消痰润心肺。并有消炎退肿、治疗痈疖肿毒等功效。关于它名字的来历，民间流传着一个有趣的传说。

贝母

相传，清代初期，在四川某地一李姓孕妇，得了"肺痨病"，因为身体虚弱，刚生下来孩子就晕过去了。当她苏醒时孩子已死了。连生两胎，都是这样。对此，公婆和丈夫十分烦恼。

一日，老夫妻和儿子商量，要把媳妇休掉，再娶一个能养活孩子的。媳妇听闻后，伤心地哭起来。正巧，有个医生从门口经过。进屋问明情况，就说："我有办法治她的病，准能生个健康的孩子。"公婆和丈夫都不相信。医生说："你媳妇肺脏有邪，气力不足，加上生孩子用力过猛，生下胎儿不能长寿。肝脏缺血，供血不足，使产妇晕倒。我教你们认识一种草药，让她连续吃3个月，1年后保她能生下来个健康的孩子。"在医生的劝说下，公婆把媳妇收留下来，讲定如果再生死孩子，便休了她。从此，丈夫每天按医生教的上山挖药，煎汤给媳妇喝。喝了3个月，媳妇果然怀孕，十月临盆，生下一个大胖儿子。大人没有发晕，小孩平安无事，一家人高兴得简直合不上嘴。孩子过了一百天，他们买了许多礼物，敲锣打鼓，到医生家道谢。

丈夫问医生："这种草药叫什么名字？"医生说："这是野草，没有名字，我们给它起个名字吧。"丈夫想了想："我的孩子名叫'宝贝'，母亲又安全，就起名叫'贝母'吧。好一个响亮的名字。对，就叫它'贝母'。"贝母的名字就这样留传下来了。

贝母因为产地和形状的不同又分为浙贝母和川贝母。前者较后者体积稍大。

川贝母味苦甘，性微寒，具有降压、清热化痰、甘凉润肺、散结开郁等功效，适用于治疗干咳少痰、阴虚咳嗽、疮痈肿毒、乳痈、肺痈、肺热燥咳和咳痰带血等症，常与天冬、麦冬合用。

（1）川贝母冰糖饮

材料：川贝母3克，冰糖6克，梨1只。

制法：将川贝母、冰糖置于去核的梨中，文火炖服。

功效：主治小儿肺阴虚咳嗽。

（2）川贝母蒸鸡蛋

材料：川贝母3克，鸡蛋1个。

制法：川贝母研成粉，装入鸡蛋内，用湿纸封闭，蒸熟吃。每次吃1个，早晚各吃一次。

功效：主治百日咳、肺虚症。

这里需要注意两点饮食宜忌：其一，一般人滋补只适宜每次用3~10克。其二，脾胃虚寒、寒痰、湿痰等病症患者不宜食用。此外，川贝母不能同乌头类药材一起用。

头　痛

天麻，偏头痛的克星

说起头痛的治疗，大多数人都能说起一些自己治疗头痛的方法。这些方法有的是医生建议，有的是自己的经验总结。这其中，用天麻对症头痛的也有不少。天麻近二十几年在医药市场可谓是"明星"中药，它的"粉丝"很多，不过是以中老年人为主。

天麻是一味应用历史有三千年的中药，又名赤箭、定风草、水洋芋等，在中国最早的药书《神农本草经》中记载："赤箭气味辛温无毒，主杀鬼精物、蛊毒、恶风，久服益气力，长阴肥健。"《本草纲目》云："久服天麻，遍身发出红丹。"清代名医吴仪洛更是直言："血液衰少及非真中风者忌用。"从论述中看出，有两种情况不能用天麻：一种是气血亏虚之人，另一种是火热毒邪为病者。

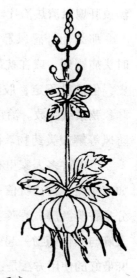

天麻

从药材的属性上讲，天麻甘平属土，土能胜湿，而居五行之中，故能治蛊毒、恶风。从这里我们可以明白，准确地讲，赤箭是天麻的地上部分，天麻是赤箭的根茎；赤箭药性是辛温，天麻药性是甘平。《本草纲目》认为，天麻"入肝经气分"。

大家都知道天麻治疗头痛，但是天麻治疗头痛的机理却很少有人知道。要想知道天麻治疗头痛的机理，还得从天麻的药性说起。

天麻"入肝经气分"，肝属木，在自然界为风，因此天麻的另一个重要作用是治风。经过历代医家的临床实践证明，天麻既可以治疗内风，也可以治疗外风。天麻的特点是质坚微香，降而能升。风邪的特点是善行而数变，并且风邪会裹挟别邪侵犯人体，如风湿、风寒、风热等。

中医理论认为，风有内风外风之别。内风指的是肝风，肝风上扰，脑窍不利，可以出现头晕头痛，颈项不适，舌质淡红，舌苔白或黄，脉象弦数，可用天麻钩藤饮加减以潜阳平肝熄风治疗此种病状；肝风挟湿上扰，可出现头晕头重头胀如裹，颈项酸痛，肢体困重，恶心纳呆，口干不想饮水，舌淡苔白腻，脉象弦滑，可用半夏白术天麻汤熄风化痰治疗此病；肝风化热，肝火上炎则会出现头痛头晕，烦躁不安，肢体震颤，失眠，舌质红舌苔黄，脉象弦数，可以用镇肝熄风汤镇肝熄风清热治疗。

那么，外感风邪的特点是什么呢？一般外感风邪后会头痛，有时头痛剧烈，或在枕部或在太阳穴，或在单侧或在双侧，有时限于头皮，但痛处不定，肢体酸楚，舌质红，苔或白或黄，风挟寒或挟热，脉象弦紧或弦数。治疗外风最好的药物不是天麻，而是川芎、蔓荆子、防风等解表类药物。因此，可以用解表药配以天麻来治疗外风头痛。

虽然许多人家里有天麻，只知道它是一种名贵的药物，但是不知如何应用，往往听信一些偏方来应用。现代研究表明，天麻的有效成分是香荚兰醇、香荚兰醛，均为挥发油，遇高温易挥发，故一般不将天麻与其他药物一起煎煮，以免损失有效成分，影响疗效。其实，天麻最好的使用方法是：

取天麻6～10克，或切片或打碎用开水浸泡，每日饮水，待天麻浸泡胀大后，嚼服天麻。

需要特别注意的是，对天麻素过敏者慎用。一般过敏者服用后多会在半小时内出现寒战、头晕、头痛等症状，必须立即停止天麻素，并应用抗过敏药物。

创　伤

妙用三七，瘀伤马上好

三七是一种非常著名的中药材，李时珍的《本草纲目》里对它的药效有明确的记载。除药用价值外，三七还具有非常神奇的保健功效，在三七的原产地文山，各族人名中间流传着许多关于服用三七能够祛病补体、焕发青春活力、令人健康长寿的美丽故事。

在祖国西南边陲文山壮族苗族自治州的深山密林中，生长着一种"春苗如翠，秋实似火"的神草。关于这种神草，千百年来一直传诵着许许多多神奇的故事：猎手不慎坠崖骨折，他们将一种野草嚼烂敷于出血处，伤口就如漆黏物一样被封住了，出血停止，猎人居然能拄着猎枪步行回家；石匠砸伤脚掌，疼痛难忍，将神草捶烂包扎于伤处，马上止血止痛；产妇血崩，生命垂危，一把神草就将其从死神手中夺回。这种神草苗族的

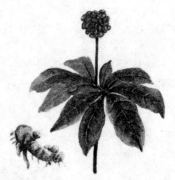

三七

祖先将其叫作"山漆"，其神奇的功效在民间代代相传，因"山漆"与"三七"谐音，在流传中便被记作"三七"。

我国古代许多名医的著作中，称三七是"止血之神药，加入补血补气药中更神"。我国古代军营里常有一些将士因为违反了军令，不得不忍受军棍责打。之后，军医用三七粉为他敷伤，疼痛很快就会制止，青肿也可消除。在作战中，为军器所伤的将士，也用三七医治。三七自古以来就是我国军队治疗金创的要药。

中医学上以根、花入药。根块含有三七皂苷甲、三七皂苷乙，以及生物碱、黄酮苷等化学成分。根块性温、味甘、微苦，有行瘀、止血、消肿、定痛的功能；花性凉、味甘，有清热、平肝、降压的功能。块根主治衄血、吐血、咯血、便血、功能性子宫出血。

所谓"生打熟补""金不换""北参南七"等诸多说法都意在传扬三七的神奇。从某种意义上可以这样说，三七是上天赋予人类的自然瑰宝。这里为大家介绍的是由三七为主要材料的补益汤品：鸡蛋三七汤。

材料：三七末3克，鸡蛋1只，藕汁1小杯，料酒半小杯。

制法：鸡蛋打入碗内，加入三七末、藕汁、料酒，搅匀，加水搅拌稀释，放锅内隔水炖熟。

功效：此汤具有补血、活血、止血之功效，适用于血虚血瘀所致的吐血、外伤失血、夹血块等。

第三节
本草装饰家居，健康环保益处多

去除居室甲醛的花草

随着现代科技的发展，人们的衣食住行都变得更加富足、便捷，基本的生存条件改善之后，人们对生活环境的要求也日渐提高。但是，伴随着科技高速发展的是污染越来越重，而近几年一系列装修问题更是印证了这一点。装修时运用的涂料中蕴含大量的苯、甲醛以及一系列对人体有害的物质，这些有害物质时刻出现在人们的周围，伴随着呼吸侵蚀着人们的健康，这明显与现在提倡的绿色生活相违背。其中甲醛更是无处不在，肆意扩散。

甲醛是一种无色、有强烈刺激性气味的气体。易溶于水和乙醇、醇和醚。甲醛在常温下是气态，通常以35%～40%的甲醛水溶液叫作福尔马林。甲醛主要来自胶粘剂及其有关的制品，如人造板材（胶合板、纤维板、细木工板、大芯板、中密度板、刨花板等）、家具、壁纸（布）、化纤地毯、油漆、涂料，有些服装、箱包和鞋类以及化学烟雾等。其中，人造板中释放甲醛是持久的，研究表明，室内甲醛的释放期为3～15年。

甲醛如此广泛应用于生活的各个领域，其危害更加严重。

据调查研究表明，甲醛对神经系统、免疫系统、肝脏等都有危害。长期接触低剂量甲醛可以引起慢性呼吸道疾病、女性月经紊乱、妊娠综合征，引起新生儿体质降低、染色体异常，甚至引起鼻腔、口腔、鼻咽、咽喉、皮肤和消化道的癌症。高浓度甲醛对神经系统、免疫系统、肝脏等都有危害。

甲醛对黏膜、上呼吸道、眼睛和皮肤具有强烈的刺激性。接触甲醛可引起眼部灼烧感、流泪、结膜炎、角膜炎、鼻炎、支气管炎，重者发生喉痉挛、声门水肿和肺炎等。

甲醛对儿童的危害无论从身体还是智力发育看都不容忽视，甲醛可能会诱发儿童的血液性疾病；增加儿童哮喘病的发病率；导致儿童铅中毒；使儿童的智力大大降低。

甲醛可直接影响孕妇的胎儿发育，增加妊娠高血压综合征、妊娠呕吐及妊娠贫血等妊娠并发症的发病率。

大家都知道，绿色植物是空气和城市最好的绿色天然的"环保卫士"，如果在饱受装修污染的室内种几盆绿色植物，也可以起到吸收有害气体、净化空气的作用。而有效吸收甲醛的绿色植物有：常春藤、吊兰、绿萝、虎尾兰、芦荟等。

1.常春藤

常春藤是一种寓意美好、花形美丽的常绿藤本花卉，预示春天长驻，深得人们的喜爱。

四季常青的常春藤，其叶色和叶形变化多端，是造型优美的攀缘性植物，可以用作棚架或墙壁的垂直绿化。同时，也特别适合于室内盆栽培养，是非常好的室内观叶植物，只要将枝叶进行巧妙放置，就能给人们带来一场视觉盛宴。

常春藤还能吸收有害物质，特别是甲醛，它可以通过叶片下的微小气孔，可将有害气体转化为无害的糖分与氨基酸。

每平方米常春藤的叶片可以吸收甲醛1.48毫克，而两盆成年的常春藤的叶片总面积大约0.78平方米。同时常春藤还可以吸收苯这种有毒有害物质，24小时光照条件下可吸收室内90%的苯。根据推测，10平方米的房间，只需要放上2～3盆常春藤就可以起到净化空气的作用。此外，它还能吸附微粒灰尘。

2.吊兰

吊兰又称垂盆草，是最为传统的居室垂挂植物之一。它叶片细长柔软，从叶腋中抽生的匍茎长有小植株，由盆沿向下垂，舒展散垂，似花朵，四季常绿；它既刚且柔，形似展翅跳跃的仙鹤，故古有"折鹤兰"之称。总之，它那特殊的外形构成了独特的悬挂景观和立体美感，可起到别致的点缀效果，从而美化室内环境。

吊兰不仅是居室内极佳的悬垂观叶植物，还是一种良好的室内空气净化花卉，具有极强的吸收有毒气体的功能，可吸收室内80%以上的有害气体，吸收甲醛的能力超强。一般房间养1～2盆吊兰，空气中有毒气体即可吸收殆尽。一盆吊兰在8～10平方米的房间内，就相当于一个空气净化器，它可在24小时内，杀死房间里80%的有害物质；吸收掉86%的甲醛；能将火炉、电器、塑料制品散发的一氧化碳、过氧化氮吸收殆尽；还能分解复印机、打印机所排放的苯，并吸收香烟烟雾中的尼古丁等有害物。故吊兰又有"绿色净化器"之美称。特别是吊兰在微弱的光线下，也能进行光合作用，吸收有毒气体，尤其是吊兰喜阴，更适合室内放置。

除了净化空气的作用，吊兰全草也可药用，有清热解毒、养阴润肺、消肿散瘀之功效。用来治疗咳嗽、声哑、跌打损伤、牙痛等。

3.芦荟

谚语说，"吊兰芦荟是强手，甲醛吓得躲着走"，吊兰能除甲醛在前面已经介绍过，殊不知芦荟对甲醛的吸收也特别强，也是净化空气的多面手。不过相较于吊兰喜阴，芦荟喜阳，更适合放置在明亮的地方，才能发挥其最大功效。

一盆芦荟在4小时光照条件下，可消除一平方米空气中90%的甲醛，吸收二氧化碳、二氧化硫、一氧化碳等有害物质，还能杀灭空气中的有害微生物，并能吸附灰尘，对净化居室环境有很大作用。当室内有害空气过高时芦荟的叶片就会出现斑点，这就是求援信号，只要在室内再增加几盆芦荟，室内空气质量又会趋于正常。因此，盆栽芦荟有"空气净化专家"的美誉。

芦荟不仅能净化空气，而且具有很强的药用价值，前文已经提及《本草纲目》中对芦荟养生作用的总结和肯定，在此不再赘述。随着时代的发展，现在的很多美容品中也都含有芦荟成分。

另外，芦荟现已经开发出不少盆栽品种，具有很强的观赏性。所以，家里放几盆芦荟，除了环保考虑，还可用于装饰居室，两全其美。

4.绿萝

绿萝又名黄金莒，原产于印度尼西亚。它有着"叶形美观，株形飘逸"的美貌，藤长数米，节间有气根，随着生长年龄的增加，茎增粗，叶片也越来越大。叶为绿色、互生，少数叶片也会略带黄色斑驳，全缘，心形。绿萝花象征着希望与力量，它一年四季都是绿色的，尽管没有特别的芳香，也不是特别的娇艳，但它的绿足以让人喜欢上它，而且它是高效的空气净化器，因此观叶植物绿萝成为优良的室内装饰植物之一。

绿萝是除甲醛的好手，其功能不亚于常春藤。除了甲醛，家用清洁洗涤剂和油烟的气味也是危害人体健康的杀手，所以，在厨房或者洗手间的门角摆放或者悬挂一盆绿萝，可以有效吸收空气内的化学物质，化解装修后残留的气味。既能净化空气，又能充分利用空间，蔓茎自然下垂为呆板的柜面增加活泼的线条、明快的色彩，具有很高的观赏价值。

经检测，每平方米绿萝24小时可清除甲醛1.24毫克，氨气2.48毫克，此外，绿萝对室内的一氧化碳、二氧化碳等气体也有很强的吸收能力。绿萝是一种非常适宜居室环境的植物，在家中摆几盆绿萝，既净化了室内的空气又为房间增添了自然气息。

在具体栽培时注意，绿萝非常适合水培，清秀的叶子下垂，自然脱俗。还可以将过长的绿萝枝剪下随意插入各种容器中，装点居室的任意角落。

5.扶郎花

扶郎花（又名非洲菊）也是吸收甲醛的好手，它的花能分解出两种有害物质，即甲醛和二甲苯。不仅如此，它还具有很强的观赏性，此外，其花瓣、根茎还能入药。

关于非洲菊有一个美丽的传说：20世纪初叶，位于非洲南部的马达加斯加是一个盛产热带花草的小国。当地有位名叫斯朗伊妮的少女，从小就非常喜欢种茎枝微弯、花朵低垂的野花。当她出嫁时，她要求厅堂上多插一些以增添婚礼的气氛。来自各方的亲朋载歌载舞，相互频频祝酒。谁料酒量甚浅的新郎，只酒过三巡就陶然入醉了，他垂头弯腰，东倾西斜，新娘只好扶他进卧室休憩。众人看到这种挽扶的姿态与那种野花的生势何其相似，不少姑娘异口同声地说："噢，花可真像扶郎啊！"从此，扶郎花的名字就不胫而走了。

另外，虎尾兰、文竹、鸭跖草、秋海棠等都有很强的去甲醛能力，并且外形各具特色，别样美观。其中有些还可入药，如：秋海棠具有清热消肿、活血散瘀、凉血止血、调经止痛等功效，可治疗咽喉肿痛、吐血、月经不调和胃溃疡等；鸭跖草具有清热泻火、解毒的功效，可用于咽喉肿痛，毒蛇咬伤等；文竹有止咳、润肺、凉血解毒之功效；此外龙舌兰还可用于酿酒，用其配制的龙舌兰酒非常有名。

甲醛的释放是一个漫长的过程，那就种几盆赏心悦目的花草，让它们帮你打好"去甲醛、保健康"的持久战吧。

去除居室苯类的花草

　　研究表明，影响室内空气质量、对人体健康危害最大的是甲醛、苯系物等有机污染物。甲醛受到人们的广泛关注，而被誉为"芳香杀手"的苯系物却易被忽视。苯系物为无色透明油状液体，具有强烈的芳香气味，易挥发为蒸气，易燃有毒，主要来源于各种胶、油漆、涂料和防水材料的溶剂或稀释剂。尤其是建筑施工中使用的混凝土外加剂，特别是在冬季施工过程中，在混凝土墙体中加入尿素和氨水为主要原料的混凝土防冻剂，这些含有大量氨类物质的外加剂在墙体中随着温度湿度等环境因素的变化而还原成氨气从墙体中缓慢释放出来，造成室内空气中氨的浓度大量增加。

　　目前，苯系化合物已经被世界卫生组织确定为强烈致癌物质，且对人体各个组织器官损害严重。

　　慢性苯中毒主要是苯对皮肤、眼睛和上呼吸道有刺激作用。经常接触苯，皮肤可因脱脂而变干燥、脱屑，有的还会出现过敏性湿疹。长期吸入苯能导致再生障碍性贫血。初期时齿龈和鼻黏膜处有类似维生素C缺乏症的出血症状，并出现神经衰弱症状，表现为头昏、失眠、乏力、记忆力减退、思维及判断力降低等症状。之后出现白细胞减少和血小板减少，严重的可使骨髓造血功能发生障碍，导致再生障碍性贫血。若造血功能完全破坏，则可引起白血病。苯可导致胎儿的先天性缺陷。

　　甲苯和二甲苯的主要作用是对中枢神经系统的损伤及引起黏膜刺激。甲苯在反复暴露情况下如用鼻吸进会使大脑和肾受到永久损害。二甲苯会造成皮肤干燥、皲裂和红肿，神经系统受损，还会造成肾和肝暂时性损伤。皮肤反复接触苯系物可导致刺激性皮炎及中枢和周围神经功能障碍。研究表明，女性对苯及其同系物危害较男性敏感，甲苯、二甲苯对生殖功能亦有一定影响，育龄妇女如长期吸入苯还会导致月经异常。

苯的危害如此之大，人们想尽办法来消除室内的苯，最实惠方便而有效的办法就是在室内放几盆吸收苯的植物，既除去了污染，又美化了房间，令人赏心悦目。吸收苯的植物主要有：苏铁、红掌、花叶万年青等。

1.苏铁

苏铁科植物是世界上最古老的种子植物，与恐龙同时称霸地球，被称为植物活化石。其树形奇特古雅，叶片苍翠，四季常青，颇具热带风味，是珍贵的观赏树种。适合种植于南方地区的庭前阶旁及草坪内，宜用多株与山石配成景点，北方宜做大型盆栽，放于厅堂甚为美观。

苏铁能有效地清除二氧化硫、乙醚、乙烯、一氧化碳和过氧化物等有害物质，并具有吸收和减少空气中苯含量的功能，能净化汽车排放的过氧化氮、铅蒸气等。

《本草纲目》中这样记载："苏铁以叶、根、花及种子入药。味甘性平，有小毒。种子有平肝、降血压作用。"正是因为其具有收敛止血、解毒止痛的功效，可以用于各种出血、胃炎、胃溃疡、高血压、神经痛，闭经、痛症；根可祛风活络、补肾，用于肺结核咯血，肾虚牙痛、腰痛、白带、风湿关节痛、跌打损伤。花有理气止痛、益肾固精的作用，用于胃痛、遗精、白带、痛经。

2.红掌

红掌别名花烛，火鹤花，希腊文名之"安世莲"，译意为"有尾的花"。它有如一只伸开的红色手掌，在掌心上竖起一小条金黄色的肉穗，学名叫做"佛焰苞"。用西方插花的方式，用低浅的花瓶集丛插养，周围再衬以白色或紫色的小花，使厅堂显得异常瑰丽和华贵。此外，当新店开张或婚礼喜庆时，人们还喜欢挑选它作花篮，以增添欢乐的气氛。擅长花道的日本人将它冠以"大红团扇"的美誉。

红掌属于多年生常绿草本植物，株高30~70厘米。茎极短，容易长出气生根。叶柄坚硬细长；叶片鲜绿色，目前，除朱红外，还有白、绿、鹅黄等品种。红掌不仅外形美观，而且具有吸收苯类物质的作用，还能防粉尘、挡辐射，为人们的健康保驾护航。

红掌的生长需要稳定的温度环境。一般日光温室和大棚栽培比较困难。它对温度要求较高，生长适温20℃~32℃，25℃~28℃生长最迅速，冬季温度不能低于15℃，否则不能形成佛焰苞，13℃以下就可能出现冻害。夏季温度超过35℃时，要注意喷水降温保湿。

3.万年青

万年青在人们心目中代表着健康、长寿，它有很多品种，自古以来就被人们当作居室观赏性植物。其中，花叶万年青叶片较宽大，且有不同斑点、斑纹或斑块，色彩明亮强烈，色调鲜明，四季青翠，优雅美丽，是高雅的室内观叶植物，也是目前备受推崇的室内观叶植物之一。用万年青点缀客厅、书房、卧室，给人以恬淡、安逸之感；也可与彩叶凤梨、孔雀竹芋等彩叶植物配合装饰窗台，给人以争奇斗艳之感；若与简洁的家具配合，更是相得益彰。小盆种植的万年青可放在书桌、茶几及卧室台面；较大型植株适宜用来布置客厅、会议室、办公室等。在较阴暗的房间可观赏4~6周以上；在靠近窗台、光线比较强的场合可长年欣赏。

花叶万年青不仅美观，还具有很强的吸收室内有毒气体的作用，特别是吸收苯的作用超强。新装修的房屋含有大量的苯类化合物，而且释放过程缓慢，因此，在室内放一盆花叶万年青，既别有雅致，又环保健康，一举两得。还有现在的写字楼中，摆满了复印机、打印机之类的办公用品，一启动，灰尘、苯之类的污染物就充斥在空气中，影响人们的健康，所以许多写字楼中常可见到盆栽的万年青也就不足为奇了。

现代人们为了时尚，经常把头发染成五颜六色，其实这样会严重损害健康。因为染发剂中有一种不可缺少的着色物质叫对苯二胺，它是国际公认的致癌物质，与染发剂的价格高低没有关系。染发的危害很多，主要表现在：皮肤过敏反应，用的时间越长，发生过敏的概率越高；染发是白发迅速增加的罪魁祸首，导致越多越染，越染越多的恶性循环。因此，人们讲究居室环保的同时，也关注一下自身的环保，避免中毒。

切断居室有害电磁辐射的植物

随着科技的高速发展，手机、计算机、电视和微波炉等大量家用电器进入我们的生活，我们在享受现代化带来的方便舒适的同时，也受到电磁环境给健康带来的威胁。由于电磁辐射无形、无色、无味、无声，而且产生电磁辐射的设备都是与人们生活关系密切的东西，所以，电磁辐射被称为是"充满柔情的空中杀手"。经研究证实，电磁辐射污染已成为废气、废水、固体废物、噪声污染后的又一新型污染源，已引起世界各地的广泛关注。

电磁辐射对人体的危害包括热效应和非热效应：人体接受电磁辐射后，高频电磁波对生物机体细胞起"加热"作用，使机体升温。如果吸收的辐射能很多，靠人体体温的调节无法把热量散发出去，就会引起体温升高，进而引发各种症状，这被称为热效应。低频电磁波对机体产生影响，体温并未明显升高，但干扰了人体的固有微弱电磁场，使血液、淋巴液和细胞原生质发生改变，对人体造成严重危害，这些属于非热效应。

人们整天在这样的环境中，不得不为自己的健康着想，而仙人球和仙人掌有阻挡电磁辐射的作用，人们可以在墙角、桌边处摆放赏心悦目的"小刺猬"。其中，以金琥仙人球、黄毛掌最多见，两者抗电磁辐射的作用也比较强。

1.金琥

金琥别名黄刺金琥，是仙人掌科金琥属植物中最具魅力的仙人球种类。金琥球体浑圆端庄碧绿，刺色金黄，阳光照耀下熠熠生辉，整体感觉可爱又美观。特别适合在家居、商场、写字楼、会议室、宾馆、酒店、餐厅等室内场所摆设，可美化环境、净化空气，让人赏心悦目、神怡气爽，是现代都市室内绿化的最佳选择。

金琥仙人球和多肉植物有个别称——"懒人植物"，这一类的植物日常无须太多的呵护和照料，但是却有很好的抗辐射作用。因为仙人球是在日照很强的地方生长，所以吸收辐射的能力特别强。如果在计算机旁放置两盆金琥仙人球，可以帮助人体尽量少地吸收计算机所释放出的辐射。

金琥仙人球被称为夜间"氧吧"，仙人球多在晚上比较凉爽、潮湿时进行呼吸。呼吸时，吸入二氧化碳，释放出氧气，所以，在室内放置金琥这样一个庞然大物，无异于增添了一个空气清新器，能净化室内空气。故又为夜间摆设室内的理想花卉。

另外，金琥仙人球还是吸附灰尘的高手。在室内放置一个仙人球，可以起到净化环境的作用，所以，千万别小看仙人球。

如果你确实想养仙人掌，建议养迷你仙人掌，将其放在书房的窗台上和各式窗帘搭配相得益彰。只是你别忘了它，多多晒太阳，常常给它开开窗通通风，它才能快乐地生长。

2.文竹

文竹，又称云片竹，其实它不是竹，而是百合科天门冬属的一种多年生藤本植物。《本草纲目》中记载其性味苦寒、无毒，有凉血解毒的功效。而其得名是由于其叶片轻柔，常年翠绿，枝干有节似竹，而且姿态文雅潇洒，因此称为文竹。

文竹的枝叶纤细，犹如翠云。果实成熟后，会呈现出浓绿丛中点点红的景象，非常可爱。再加之耐阴，摆在床头、茶几，文雅大方，是一种很好的室内花卉。其枝叶不仅可做插花的衬叶材料，还可药用，具有止咳润肺的功效。

文竹应经常移放阳台见光，才可使其生长旺盛，并进行适当的整形修剪，将枯枝、弱枝剪去，以提高观赏效果。另外，文竹喜爱清洁和空气流通的环境，要是受烟尘、煤气等有害气体的刺激，叶子便会发黄、卷缩以致枯死。

文竹不但可以改善空气质量，而且可以对肝脏有病、精神抑郁、情绪低落者有一定的调节作用。文竹，在夜间除了能吸收二氧化硫、二氧化氮、氯气等有害气体外，还能分泌出杀灭细菌的气体，减少感冒、伤寒、喉头炎等传染病的发生，对人体的健康大有好处。

3.虎尾兰

虎尾兰又名虎皮兰，是百合科植物，闻起来有一股甜美淡雅的香味，它对环境的适应能力强，是一种坚韧不拔的植物，不但可以排毒还可以释放大量氧气，吸收辐射的能力也很强，在电脑旁摆上一盆，绝对让你舒心百倍！

虎尾兰可净化居室空气，能吸收空气中近80%的有害气体，特别是吸收空气中甲醛的能力很强，并能在夜晚有效地吸收二氧化碳，释放氧气。与其他植物相比，虎尾兰含有更多的阴离子，是室内空气的天然清道夫。

虎尾兰叶片和根茎可入药，味酸性凉，有清热解毒、活血消肿之功效。主治感冒、肺热咳嗽、支气管炎，外治痈肿、毒蛇咬伤、烫伤、腮腺炎、跌打损伤等病症。

书房里，电脑桌上，布置植物有益于烘托清静幽雅的气氛。可以选择如梅、兰、竹、菊之类自古以来为人们推崇的名花贵卉，还可选择一些清爽淡雅的植物，以调节神经系统，消除工作和学习产生的疲劳，并且与浓郁的书香相得益彰。如在书桌上点缀几株清秀俊逸的文竹、铁线蕨，婀娜娇俏的仙客来、碗莲都是理想的选择。栽植简洁大方的盆栽植物，创造一种清静雅致的气氛，把它放在墙角或书架的旁边，能给您一份温馨，一份愉悦。

4.黄毛掌

黄毛掌别名金乌帽子，属于仙人掌科植物，是庭院绿化美化的上好花卉品种，尽管它们满身带刺，但外形却很美观，可用以加工入药和食用。

黄毛掌还具有吸收电磁波辐射、减少电脑危害人体健康的"特异功能"。仙人掌类植物身上带刺，肉质厚，含水分多，易于吸收和化解周围环境的电磁场辐射，减少室内外的污染，有益人体健康。有园艺专家建议，凡在有电磁辐射的电视、电脑和微波炉等放置地方，都可摆上几盆仙人掌。国外许多大型的电脑放置场所，无不摆满了大大小小的仙人掌，这种科学措施，我们不妨借鉴。

作为电脑一族，整天感觉昏昏沉沉、全身疲劳，这些都是电脑辐射导致的。其实，防辐射除了在桌角放几盆仙人掌或仙人球，还有很多方法。

首先，上网前先做好护肤隔离，用完电脑后，及时洗脸，这样将使所受辐射减轻。其次，室内不要放置闲杂金属物品，以免形成电磁波的再次辐射。使用电脑时，亮度应适宜，太亮则辐射越大，太暗易造成眼睛疲劳。

另外，应尽可能购买新款的电脑，旧电脑的辐射更厉害。还应尽量别让屏幕的背面朝着有人的地方，因为电脑辐射最强的是背面，其次为左右两侧，屏幕的正面辐射反而最弱。以能看清楚字为准，至少也要50～75厘米的距离，这样可以减少电磁辐射的伤害。

最后，电脑族应多吃胡萝卜、豆芽、西红柿、香蕉、瘦肉、动物肝等富含维生素A、维生素C和蛋白质的食物。最简单的办法就是在每天上午喝2～3杯的绿茶，吃一个橘子。

第四节
本草驱虫，提升生活舒适感

驱蚊草

　　长期以来，蚊子是人类的大敌，是传染疾病的罪魁祸首。蚊子通过它又尖又细的嘴叮咬人体皮肤，吸血的同时也注入唾液，因而可以传播疾病，如疟疾、丝虫病、肝炎、流行性乙型脑炎等。美国、巴西等国家因为蚊子携带病毒传染大量的病菌，政府不得不拨巨款消灭蚊虫。可是要想彻底消灭蚊虫，并非易事，被蚊叮咬在所难免。目前，对付蚊子的办法无外乎蚊香、电热蚊香片、杀蚊剂几种，这些产品的灭蚊效果虽然不错，但对人体健康却有一定的危害，尤其对婴幼儿。

　　现代人们追求高品质的生活，当然不愿意因为驱蚊而损害健康，因此，居家栽培一些有驱蚊功能的花卉是不错的选择。常见的可以居家栽培的驱蚊花卉有驱蚊草，它可以驱避蚊虫、净化空气、杀菌消毒、提神醒脑、增进食欲等神奇功效，而且对人畜无害，是生物界公认的自然驱蚊效果比较理想的植物。

驱蚊草有一种清新淡雅的柠檬香味，养在屋子里，蚊虫会像躲避瘟疫一样悄悄逃逸。原因是驱蚊草含有一种特别的"小原料"，将具有驱蚊基因——香茅醛基因结构植入"香草"，利用其自身独有的释放系统作为载体，将香茅醛物质源源不断地释放于空气中。同时，还植入含有清新气味和净化空气作用的植物DNA（基因）结构，形成"天然蒸发器"，因而芳香四溢。

此外，驱蚊草还释放氧气改善空气质量，净化室内空气，再加之其幼苗具有很强的可塑性，植株的造型可人为随意改变，成苗枝干木化。所以，它不仅对人们的生存质量有所提高，同时又具有极高的观赏价值。

驱蚊草适合置放于家庭、庭院、医院、办公室、生活社区等场所，创造无蚊、清新的生存空间。看似小小的绿色植物，却能为人类带来不小的福音和效益。

薰衣草

在法国南部的普罗旺斯旅行，人们除了向往一场浪漫的骑士爱情，还会陶醉于那里漫山遍野的紫色薰衣草。每到夏天，一大片紫色的远方梦幻草田就缓缓地在微醺的风中向旅人招手，紫色薰衣草田遍布山区，浓艳的色彩装饰翠绿的山谷，微微辛辣的香味混合着被晒焦的青草芬芳，交织成法国南部最令人难忘的气息。

薰衣草，这个从法国普罗旺斯来到我国新疆的香草精灵，扎根伊犁河谷已经40多年了。每年的5、6月间，当伊犁河谷的薰衣草田里，大片大片蓝紫色的花朵像海浪一样在随风摇曳时，风中送来阵阵沁人心脾的花香，似乎在告诉收割者，又是一年收获薰衣草的季节了。

薰衣草在罗马时代就很出名，罗马的贵族名媛将它做成香包馈赠亲朋好友。在茶文化浸润的东方国度，人们将薰衣草花和蜂蜜一起泡成了清香可口的花茶。因其功效很多，被称为"香草之后"。另外还有"芳香药草"的美誉，可以治疗伤风感冒、腹痛、湿疹，其香气能醒脑明目，使人舒适。

薰衣草还能驱除蚊蝇，其叶、茎、花全株均有香气，尤以花的香气浓郁而柔，无刺激感，无毒副作用。夏天天气炎热，是蚊虫孳生、猖狂的季节，尤其在晚上常常让人无法安睡。如果不小心被蚊虫叮咬，轻则皮肤红肿，重则可能被传染上一些疾病。因此，居室中放两盆薰衣草，能够避免蚊蝇骚扰。薰衣草特殊的芳香能让人感到安宁镇静、洁净身心。

在黑死病肆虐的时代，法国格拉斯制作手套的工人，因为常以薰衣草油浸泡皮革，许多工人因此逃过鼠疫的侵袭。这个传闻也许有些真实，因为鼠疫病菌是经由跳蚤传播的，而薰衣草可以驱除跳蚤。

薰衣草已经被广泛使用于药草学上，薰衣草油可以减轻头痛的症状，也可以用来治疗皮肤烧烫伤或发炎。将薰衣草的种子和花加到枕头内，可以帮助入眠；在一杯热水中加入一点薰衣草油，有镇静、放松心情的效果。薰衣草油（或是萃取的精油）以一比十的比例混合的稀释液，可以治疗粉刺。

在食用方面，薰衣草除了可以冲泡成茶饮外，长久以来，欧洲人早已知道薰衣草具有健胃功能，故烹调时常加入薰衣草作为调味，或掺于醋、酒、果冻中增添芳香；以薰衣草调制成的酱汁尤具风味，据说英国女王伊丽莎白一世便是其忠实的爱好者。

除此之外，薰衣草还可提神醒脑，增强记忆，对学习有很大帮助；促进血液循环，可滋养秀发；维持呼吸道机能，对鼻喉黏膜炎有很好的疗效；可用来泡澡，可预防病毒性、传染性疾病；除蚊、除蟑、除螨，可放衣柜、枕头下；放几棵干草在衣柜、书柜里，能驱虫防蛀，香味经久不散。

猪笼草

科幻小说常描述探险家不小心被食人花吞食，命丧黄泉，虽然食人花不存在于现实世界，但以食人花为构思灵感的猪笼草却是存在这个世界。

其实，猪笼草是猪笼草属全体植物的总称，属于热带食虫植物，主要分布于东南亚几个大岛婆罗洲、苏门答腊等地。不过在印度、中国及澳洲等地也有零星的分布。猪笼草拥有一个独特的吸取营养的器官——捕虫笼，捕虫笼呈圆筒形，下半部稍膨大，笼口上具有盖子。因为形状像猪笼，故称猪笼草。在中国海南，其又被称作雷公壶，意指它像酒壶。猪笼草因原生地土壤贫瘠，而通过捕捉昆虫等小动物来补充营养，所以其为食虫植物中的一员。

猪笼草生活的环境湿度和温度都较高，并具有明亮的散射光，其叶笼颜色鲜艳，笼口分布着蜜腺，散发芳香，以"色"和"香"引诱昆虫。当昆虫进入笼口后，其内壁非常光滑，昆虫就会滑跌在笼底。而笼底充满着内壁细胞分泌的弱酸性消化液，昆虫一旦落入笼底，就会被消化液淹溺而死，并慢慢被消化液分解，最终变成营养物质而被吸收。

在花卉市场上，猪笼草以能"吃蚊子"而受到顾客的青睐。由于作用特殊，猪笼草因此成了一种消灭蚊子、苍蝇的"环保蚊香"。

猪笼草种类繁多，将近九十种，它的笼子其实是叶子，最小约一个乒乓球大，最大则可以把一个成人头罩起来。由于猪笼草的笼子观赏价值很高，于是有人大量繁殖并将其作为观赏植物。

所以，把这种既吃蚊虫，又美艳的猪笼草放在房间内，何乐而不为呢！

七里香

七里香是本草大家族中为人们所熟知的一种。七里香又名十里香、石松、海桐，是一种四季常绿的小灌木，因其有强烈的香气，可香飘很远，相传距其七里香味仍可闻到，故名为"七里香"。其熟果可食用，果实和叶子均可入药，其药用价值在《本草纲目》中可以找到。

七里香叶片、花朵都有浓浓的辛、甜香味，驱蚊效果很好。因此，常被盆栽后放于居室中，驱赶蚊虫，防止蚊虫叮咬，传染疾病。且对二氧化硫等有毒气体有较强的抗性。

七里香根、叶和种子均入药，根能祛风活络、散瘀止痛；叶能解毒、止血；种子能涩肠、固精。七里香是热带观赏性植物，常常修剪的株形美观大方，为居室增加美感，多用于庭园绿篱、盆景观赏。

七里香还有十分显著的驱虫效果。当我们触摸七里香的叶片时，会感到浓浓的香甜味，植物本身都拥有浓郁的香味远远飘散，而这种味道也有很好的驱虫效果。

逐蝇梅

逐蝇梅全株含刺激性异味，因此动物不喜欢靠近。花冠多种颜色，花色优美，几乎整年都开花，是非常重要的蜜源植物。特别要提醒的是逐蝇梅的枝叶及未熟果有毒。

从它的名字就不难看出，它具有一定的驱虫效果。原产于热带美洲，17世纪由荷兰人引进栽植，由于生长势强，繁殖速度快，不论庭园或荒山野外都有它的踪迹。其枝叶与花朵中挥发出蚊蝇敏感的气味，具有很强的驱逐蚊蝇功效，而对人体无任何伤害。它不但驱逐蚊蝇效果好，而且花色艳丽，花有红、黄、白等色，花朵初开时常为黄色或粉红色，随后逐渐变为橘黄色或橘红色，最后呈红色，所以才得"驱蚊七变花"美誉。该品种为半直立状小灌木，株高1米左右，盆地两栽，具有驱逐蚊蝇和美化庭院的双重作用。

夜来香

夜来香又名夜香树，原产美洲热带。叶片心形，边缘披有柔毛。每逢夏秋之间，在叶腋就会绽开一簇簇黄绿色的吊钟形小花，其香气夜间更甚，当月上树梢时它即飘出阵阵清香，故有"夜来香""夜香花"之名。夜来香的这种香味，却令蚊子害怕，是驱蚊佳品。

在我国，夜来香最早出现在古代医学典籍中的时候被称为月见草。《本草纲目》中记载：月见草性味甘温。能强筋骨、祛风湿、散瘀、降脂之功效。

现在看来，夜来香的功效运用更为广泛。在南方多用来布置庭院、窗前、塘边和亭畔，但是因为它的香气会使高血压和心脏病患者感到头晕目眩，郁闷不适，所以夜来香不适合摆放在室内。最好是放在室外或窗台，防止蚊虫进入室内。最简单的方法是，将夜来香白天放在太阳下晒，晚上放在凉爽的上风口，这样夜来香的香味便可使蚊子闻之即逃。

夜来香同时又是以新鲜的花和花蕾供食用的一种半野生蔬菜，具清肝明目之功效，可治疗目赤肿痛、麻疹上眼、角膜云翳等。

曼陀罗

传说，在西方极乐世界的佛国，空中时常有天乐，地上都是黄金装饰的。有一种极芬芳美丽的花称为曼陀罗花，不论昼夜没有间断地从天上落下，满地缤纷。

《广群芳谱》引《法华经》曰：佛说法时，天雨曼陀罗花。此花与佛门有缘，曼陀罗像宫廷里那些官嫔风影事一样扑朔迷离。八月开花，九月采实。品花家称它为恶客，大概是因为游移不定的曼陀罗可以突然生长在别处的缘故。而道家的秘籍却记载，北斗星有叫曼陀罗使者的，手执此花。

曼陀罗又叫曼荼罗、满达、曼扎、曼达、醉心花、狗核桃、洋金花、枫茄花、万桃花、闹羊花、洋金花、大喇叭花、山茄子等，多野生在田间、沟旁、道边、河岸、山坡等地方，原产于印度。曼陀罗主要生长在北方，人们常有栽种，春生夏长，独茎直上，高四五尺，绿茎势叶，叶如茄叶。八月采花，九月采果实。

明朝末期作为药用植物引入中国，为《本草纲目》记载。曼陀罗具有驱虫效果，但全株含生物碱，对人、家畜、鱼类和鸟类有强烈的毒性，其中果实和种子毒性较大。

天竺葵

天竺葵是欧洲阳台、露台中最烂漫的元素之一，它虽名为天竺葵，却并非来自古印度天竺，而是原产于非洲。

香味天竺葵的品种很多，常以香气将其分类，再或以叶形、花形和生长习性来分类，常见的有玫瑰香味、薄荷香味、柠檬香味和水果香味等品种。搭配天竺葵的最佳花器当属赤陶花盆，陶质花器透气透水的盆壁有利于天竺葵根系发展，红淘的色彩质朴无华，衬托了天竺葵绚丽的色彩。

天竺葵由于其来源比玫瑰容易，价格比玫瑰便宜许多，但是它的味道却又与玫瑰相近，所以长久以来，一直是玫瑰的取代品。但这并不表示它比玫瑰次等或是劣质，相反的，天竺葵有许多优异的疗效，从使用的角度来看，它可以为卧房提供仿佛玫瑰花园的气质，同时也能调节激素、刺激淋巴排毒，并可平衡皮肤油脂分泌，更是一种芳香的驱虫剂，用在卧室里，的确是经济实惠又浪漫的气氛调理。

天竺葵、葡萄柚、薰衣草依照特定的比率混合后，滴于枕边，是最具魔法的安眠舒眠精油，不但有安神舒缓的效果，并能驱离任何会妨碍入眠的蚊虫，其香味更能带来舒适的睡眠环境。

第五节
本草新应用，让健康生活更美好

本草贴敷保健

1.最常见的本草贴敷：膏药

贴敷法是指在人体的一定部位（穴位）上贴敷药物，通过药物和经络穴位的共同作用以治疗疾病的一种方法，是中医外治方法中的一种。贴敷的药物有中药复方或单味中药，贴敷的剂型主要有散剂、泥剂、糊剂、膏剂等，贴敷的穴位主要有病变局部的穴位、与病变相关的远部穴位和阿是穴（压痛点）等。

贴敷疗法在我国历史悠久，早在原始社会，人们就开始用树叶、草茎、泥土等敷贴在患处以治疗病痛。而在距今3000多年前的《帛书·五十二病方》所载的283首方中，敷贴方便占了70余首，可见古人多么重视贴敷法的医疗作用。历代许多有名的医家均擅长应用贴敷疗法，并为后世留下了许多贴敷疗法的宝贵经验。

其实，对于现代人来说，贴敷法也并不陌生。我们平时如果感觉胳膊疼腿疼，也会时不时选择用膏药贴在疼痛的部位，这就是一种贴敷法的应用。每年一到三伏天、三九天，总会看见医院有很多人排长队，等着贴膏药治哮喘，那是用穴位贴敷法来治病的。还有的女性用痛经贴来缓解痛经，其实也是贴敷法。所以贴敷法历经千载，在今天仍然为我们的健康做着持久的贡献。

下面我们就来看看贴敷法中最常被人用到的一种——膏药。

曾有人笑言：在中国，没有用过膏药的老人，少之又少。这反映了膏药在我国使用的广泛性。清代著名外治法医家吴尚先就曾说："膏药能治病，无殊汤药，用之得法，其响立应。"与打针吃药相比，膏药方便、无痛，更容易为人们接受。特别是常患颈、肩、腰、腿痛等慢性劳损性疾病的中老年人，对膏药更是情有独钟，家中常备。

作为一种极为常用的外用药，膏药价格低廉、使用方便、疗效显著，而且根据不同的配方，可起到活血化瘀、祛湿止痛等不同作用，所以我们不妨在家中常备几贴膏药，如伤湿止痛膏、麝香虎骨膏等。

当然，膏药虽好，使用时也有讲究，应注意以下几点。

（1）贴敷前准备

在贴膏药前，应先用热毛巾将准备贴膏药的地方擦净、拭干，或避开毛发较多的地方，或将贴处的毛发清理干净，这样有利于患处的毛孔开放，可以让药物更好地透皮吸收。如果在冬季，因天气寒冷，橡皮类膏药的基质变硬，不容易在皮肤上贴牢，就需要将它用热水袋敷一下再贴。

如果使用的是黑膏药，即俗话说的"狗皮膏药"，更需经过热处理使其软化，可放在暖气上，或将其漂在开水上。待膏药软化后温度合适了，再贴于患处。

但需要注意的是，膏药不能在煤气炉上烘烤，因为煤气燃烧时产生的一氧化碳、二氧化硫等有害气体会被膏药基质及水分所吸收，然后经皮肤进入人体，反而会危害健康。

（2）贴敷要选准位置

对于起止痛作用的膏药，要先摸准疼痛点，使止痛膏的中心能贴于最痛处。粘贴时先将膏药与橡胶衬垫分开一部分，粘贴于最痛处附近，顺着痛点方向边粘边将衬垫撕掉，可以准确地将膏药中央置于痛点，并且可使膏药粘贴平整无褶。对于在保健穴位贴敷的膏药，要找准穴位。如果贴敷位置不准，就会影响疗效。

（3）使用膏药要对症下药

因受风寒引起的慢性腰痛、跌打损伤等，可用狗皮膏药或追风膏药散寒祛风、舒筋活血、止痛；因热毒郁结引起的痈疽初起时硬结不消、红肿疼痛、脓不成溃或久溃不愈者，可用拔毒膏拔毒消肿、去腐生肌。

（4）贴膏药还要注意时机

如果是肌肉挫伤或关节、韧带拉伤而产生的疼痛，则注意不能伤后立即就用伤湿止痛膏、麝香追风膏。由于它们有活血的功效，能使血液循环加快，更多的水分进入组织间隙，从而加剧局部的肿痛，应待消肿后再贴膏药。

此外，贴敷还有一些必须了解的小细节：如出现患部发痒时，可能是由于药物的刺激作用，需在膏药外面按摩；如果不见效，可将膏药揭下，用酒精棉球涂擦发痒处，再将膏药加温贴上。如患处出现脓液时，可在膏药表面加些纱布，或在膏药中剪一小孔，使孔与伤口对应贴敷，以便排脓。对已糜烂，或疼痛不止，或出现水疱者，可贴拔毒膏治疗，或将膏药揭下，用酒精消毒，再涂红药水，用纱布包扎。

对皮肤局部有破损者，不可将膏药直接贴在破损处，以免发生化脓性感染。如果贴膏药后局部皮肤出现丘疹、水疱，自觉瘙痒剧烈，说明对此膏药过敏，应立即停止贴敷，进行抗过敏治疗。还须注意，含有麝香、桃仁、红花、乳香等成分的膏药，孕妇均需禁用，以免造成流产。

总之，膏药虽然好处多多，但不能只靠膏药就医治百病，平时若是感觉身体有恙，还是应该先去医院找专业医生诊治，膏药只能作为一种辅助治疗。

2."冬病夏治"的三伏贴

"冬病夏治"是中医防治疾病里的一个很有特色的方法，它根据"春夏养阳"的原则，利用夏季气温高，机体阳气充沛，体表经络中气血旺盛等有利时机，通过适当内服或外用一些方药来调整人体的阴阳平衡，从而使一些宿疾得以恢复。所以，"冬病夏治"不仅体现了中医中人与自然相协调的整体观念，也体现了中医对疾病重视"预防为主"的理念。

在"冬病夏治"中，对于哮喘病、老慢支、过敏性鼻炎等慢性呼吸道疾病采取三伏天外贴敷药的方法，这是几千年流传下来的传统而有效的治疗方法，对慢性患者能起到调节免疫、改善肺功能、平喘止咳的效果，也是现代规范治疗的一项重要辅助治疗手段。

什么是"三伏"？三伏是初伏、中伏和末伏的统称，是一年中最热的时节。每年出现在阳历7月中旬到8月中旬。传统的三伏日是由二十四节气中的日期和干支纪日的日期相配合来决定的，三伏日即夏至以后的第三个庚日、第四个庚日和立秋以后的第一个庚日。遵照古籍，这是一年之中最炎热的时间，亦即所谓的初伏、中伏、末伏，此时施行贴药治疗就是三伏天外贴敷药法，此时使用的膏药就叫作三伏贴。

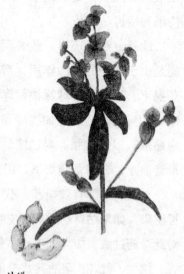

甘遂

三伏贴所用的诸多中药里，白芥子、细辛、甘遂负责温肺散寒、止咳平喘、化痰散结、开窍通络，另外细辛还具免疫抑制作用，可使有过敏体质的患者减少抗原抗体反应，降低过敏发作概率，也可以减轻过敏症状；姜汁负责散寒止咳，将这些综合运用使得三伏贴有助于改善气喘。

　　三伏贴一般四个为一组使用。贴法对时间有一定要求，根据中医理论，每伏第一天是开穴的日子，此时敷贴疗法效果最佳。所以，最好每伏第一天来进行三伏贴治疗，当然也不必过分拘泥于此，错过了第一天也会有满意的疗效。三伏贴的敷贴对象为6个月以上儿童及成人，一般成人8～10小时，儿童4～6小时，每次4片，根据个体差异，贴敷时间也可以做适当调整。将三伏贴贴在后背一些特定部位上，可以预防冬天发作的一些诸如鼻炎、气管炎、咽炎、哮喘等疾病，而针对不同的疾病，一般要将四片膏药一起贴在后背的不同位置。贴敷疗法一般三年为一疗程，病程长的患者可适当延长疗程。

　　使用三伏贴要注意以下事项：

　　（1）贴敷期间，慎食辛辣、海鲜、羊肉、蘑菇等发物。

　　（2）冬病夏治法适用于虚寒证，禁用于发热等热证，用之则会使热更盛。

　　（3）另外还有一些情况不宜使用三伏贴，具体如下：肺炎及多种感染性疾病急性发热期；对贴敷药物极度敏感，特殊体质及接触性皮炎等皮肤病患者；贴敷穴位局部皮肤有破溃者；妊娠期妇女；糖尿病患者；肿瘤患者等。

　　（4）贴敷后局部皮肤微红或有色素沉着、轻度搔痒均为正常反应，但若是贴敷后皮肤局部出现刺痒难忍、灼热、疼痛感觉时，应立即取下药膏，禁止抓挠，不宜擅自涂抹药物，一般均可自行痊愈；若皮肤出现红肿、水疱等严重反应时，需及时皮肤科就医。

　　（5）有些患者虽不适这种灸法或贴敷，可以选用其他冬病夏治法，如针灸、熏洗、拔火罐等。

3. 便携中药创可贴

创可贴的别名是"止血膏药"，具有止血护创的作用，是我们生活中最常用的一种外用药。随着时代的发展，现在的创可贴都做得十分小巧可爱，还附加了许多其他功能。其实，最初的时候它由一条长形的胶布，中间附以一小块浸过药物的纱条构成。这样简单的设计，不仅携带容易，而且操作简单，连小孩子都会使用，深受大家喜欢。

现在为了更加美观实用，创可贴已经出现了外形上的改变，添加了防水功能等内容。想必大家在生活中或多或少都使用过创可贴，平时有个小伤口什么的，一般人都会选择贴创可贴，而不是去医院。的确，面对很多小伤小病，如果都去医院的话，不仅不方便，而且成本也偏高，此时像创可贴这样的"小东西"就会发挥很大的作用。

众所周知，中草药一般以煎服为主，遇到跌打损伤之类的也多以内服和外抹为主，不够方便。现在中医借鉴创可贴这种方便的形式，将中药的功效发挥得更加广泛和全面。下面就为大家简单介绍一下这方面的代表——云南白药创可贴。

云南白药是云南著名的中成药，由云南民间医生曲焕章于1902年研制成功。对跌打损伤、创伤出血等都有很好的疗效。云南白药的配方虽然一直都是一个谜，但其化瘀止血、活血止痛、解毒消肿的神奇功效，问世百年来一直受到众人的称赞，更有"中华瑰宝，伤科圣药"之称，蜚声海外。

云南白药创可贴继承了云南白药的特性，对于小面积开放性外科创伤有不错的疗效，可用于止血、镇痛、消炎和愈创。下面我们就来看看它具体有哪些功效。

（1）愈创。云南白药可显著促进机体碱性成纤维细胞生长因子和血管内皮生长因子的表达，从而使血管生长加快，有利于伤口的愈合。

（2）止血。本品能显著提高血小板聚集，缩短出血时间，并减少出血量。

（3）镇痛。减少受伤后的疼痛程度及次数。

（4）抗炎。一定程度上消除伤口损伤发炎情况。

使用云南白药创可贴时应该注意，贴敷创可贴的时间不宜过长。如果过久使用它，创可贴外层的胶布不透气，就会使伤口及周围的皮肤发白、变软，导致细菌的继发感染，致使伤口更加恶化。一般一张创可贴不应贴敷超过两天，具体应根据自己的伤口状况及体质选择。

另外再提醒大家，一般来说，如果仅是轻微的表皮擦伤，大可不必使用创可贴，只需用碘酒或用乙醇涂抹一下就可以了。这样就能起到防止感染的目的。如果不放心，还可以用紫药水薄薄涂一层，这样经过两三天伤口就可以结痂，干燥。

如果皮肤的伤口相对较深，而又无条件处理，那不妨就用洁净水冲洗一下伤口，然后再用创可贴进行简单包扎。同时，如果条件允许的话应抓紧时间去就近的医院进行正规的消毒处理，以免引起不必要的感染。

最后，孕妇、皮肤过敏者不宜使用本品，而且若是正在使用其他药品，那在使用本品前务必要咨询专业医师。

4. 中草药新用法：药用牙膏

对很多人来说，一提起中药，就会想到草根、树叶、丸、散、膏、丹或者黑砂锅熬制的苦药汤等。这些中药丸或药汤虽然效果不错，但由于大部分人并不懂其中成分，熬制过程不够准确，不能做到"药到病除"，并且中药熬制也不方便，而且味道也实在不能恭维，所以使很多人对中药敬而远之。加上现代生活越来越方便、快捷、舒适，使得现代人，尤其是年青一代，对于传统中药更加难以接受。

为了改变这种现状，一些医家在继承传统中药精华的基础上，发挥本草中药的疗效及日常保健养生的作用，并通过引进现代技术和理念，提出了"现代中药"的概念，增加了本草的新应用，让本草以新的面目展现在人们面前。这在外用贴敷、精油、内服口服液、日常药用牙膏等方面表现尤为突出，成功地将传统中药与现代生活相结合，使得传统中药真正融入了现代生活，让我们的生活更加健康美好。

下面就为大家介绍一下其中的药用牙膏。

药用牙膏即加入了中药成分的牙膏，现在市面上有田七药膏、薄荷牙膏等，都属于此类药用牙膏。

田七又名三七，是一种名贵药材，因其每株有三条叶柄，每条叶柄上往往有七片叶子，故通称"三七"，而据清代《归顺州志》说："三七……以田州产者为最良"，故三七又称田七。田七是具有独特功能的人参属中的优异品种。据《本草纲目》记述，田七"味微甘而苦，颇似人参之味"，有"金不换"之称。田七在中医里功效颇多，《本草纲目拾遗》中称："人参补气第一，三七补血第一，味同而功亦等，故人称人参三七，为中药之最珍贵者。"田七的补血功效可见一斑。《本草纲目》中还说它"主治止血、散血、定痛、金刃箭伤，跌扑杖疮血出不止者，嚼料烂涂，或为末掺之，其血即止。"

正因为田七具有散血、止血、定痛等功效，使得田七牙膏在去除牙垢、美白牙齿外还兼具预防牙龈出血等功效，颇受大众青睐，大家可以根据自己的实际需要进行选用。

薄荷原产于欧洲，所以又被称为欧薄荷，是一种易杂交的香草植物，生命力极强，有30多种。人类使用薄荷的历史十分悠久，古罗马人和古希腊人在宴会上，常放置薄荷花环，以防醉酒，或者在餐后嚼薄荷使口气清新，这个习惯一直沿用至今，只是如今已经换成了薄荷口香糖。薄荷最大的效用来源于它清凉的特性，令人神清气爽、不易分神，能很好地集中注意力，增强记忆力等。因此，薄荷牙膏除能有效去除引起蛀牙的细菌和牙垢，补充牙龈必需的营养成分外，还能保持口气清新，使人精神振奋，是很多上班族的首选。

当然，除了田七牙膏和薄荷牙膏外，市面上还有很多药用牙膏。

这些药用牙膏继承了本草的药用、养生精华，并将其带入我们的日常生活中，为我们的健康提供了更加具有中国韵味的保障，我们平时不妨根据自己的需要或喜好去尝试一下这类药用牙膏。

本草精油保养法

1.本草精油使用与辨别

在李时珍所在的年代，没有专业的植物精油提取技术，所以在《本草纲目》中没有精油的直接记载。但现代的精油产品，基本都取自于植物。而这其中大部分具有药用价值，从《本草纲目》中都能找到它们的影子。所以说，本草精油保养法是《本草纲目》在新时代里的全新应用。

精油是指植物通过叶绿体，利用太阳释放出的电磁能，在植物体内进行一系列生物化学反应，进而制造出的一种具有特殊味道的有机物质。靠着光合作用，植物不仅为自己生产养分，某些植物还能进一步把这些养分再制成具有挥发性质的芳香分子——精油，以抵抗病虫害。

植物精油根据所萃取植物的不同，其功效也不同，下面我们就先来看看植物精油一般是如何使用的：

（1）吸闻（熏香、蒸脸、桑拿）。感冒、流涕、晕车船、净化空气、调节气氛、改善情绪，提神解脑，都可以通过不同的方法吸闻精油中的芳香分子。

（2）按摩（脸部、局部、全身）。用精油做脸部按摩，不仅可以紧实皮肤，更可以加速精油渗透至皮下组织，促进细胞再生，使皮肤更具弹性和富有光泽，起到美容的良好效果；另外，精油按摩还能够释放压力，消除身体和心理的紧张感，促进身体血液循环和淋巴循环，加速新陈代谢，缓解肌肉疼痛。

（3）沐浴（泡澡、淋浴）。用精油泡澡是一种愉快的放松方式，不仅可以缓解压力、放松神经、帮助入眠，还可以加速身体血液循环。

（4）足浴。天气寒冷时，睡前用精油泡脚，可加速血液微循环，预防四肢冰冷。

（5）敷贴（冷敷、热敷）。长久的疼痛可使用热敷（慢性疼痛），最新受伤疼痛处可用冷敷（急性疼痛），冷热交替则用来改善局部血液循环，使用按摩油擦在患处。

总之，精油不一定要在特定的环境和空间来使用，只要有需要都可以使用精油。

市面上的精油种类繁多，质量参差不齐，购买时应根据其气味、颜色、挥发性鉴别真伪。纯精油气味自然，没有酒精、合成香料等刺鼻的气味。有丰富经验的芳疗师可判别品质，一般人的嗅觉由于长期习惯化学合成的香味，因此不能立即分辨，但可以学习。

一般精油应该清澈透明，只有少数精油会有黏稠不透明现象，如檀香、没药、岩兰草、乳香等。多数精油为透明或呈淡黄色液体，少数呈现特殊的颜色，如德国洋甘菊精油会呈现美丽的深蓝色。再加之精油挥发快，所以纯精油滴在水中会立刻散开，溶于水中，而劣质精油则会成圆状油滴悬浮在水面上。此外，若是将纯精油滴于白纸上，精油挥发后，将不留任何痕迹，反之，质地不纯的精油则会留下油渍印。

2. 安神护肤的洋甘菊精油

洋甘菊精油蒸馏自植物洋甘菊，洋甘菊虽然看似只是平凡的小白花，但很早就被尊为"最温柔的美肤力量"，连婴儿的稚嫩肌肤都可以使用。在埃及，它既是奉献给太阳的香草，也是奉献给月亮的礼物，因为它具有冷凉的能力，能用于治疗发烧。同时，它还具有安定心神的特性，所以埃及祭司在处理神经方面的问题时特别推崇洋甘菊，因此它在历史上又被尊称为"植物的医师"。

洋甘菊精油被公认是抚慰神经紧张类疾病的精油，其安抚效果绝佳。可缓解焦虑、紧张、愤怒与恐惧，使人感到祥和，自然而然地放松下来，并有耐性，对失眠很有帮助。

洋甘菊精油也是最温和的精油之一，非常适合儿童使用。用2～3滴泡澡，可以缓解孩子因考试、学习带来的压力，改善孩子急躁和敏感的情绪。饮用洋甘菊茶（不是精油，注意区分）也有镇静作用，孩子睡前调几茶匙淡淡的洋甘菊花茶加上少许蜂蜜饮用，可舒缓压力、帮助睡眠。

除此之外，洋甘菊精油还有止痛的功效，可消除头痛、偏头痛或发烧感冒引起的肌肉痛，还能在一定程度上规律经期，并减轻经痛，常被用来减轻经前症候群和更年期的种种恼人症状。

洋甘菊精油还能抗老化、润泽肌肤。洋甘菊具有一定的灭菌、修护皮肤裂伤的效果，将之运用在保养上，可有效保湿、舒缓镇静肌肤并收敛毛孔，加上它清凉、可帮助皮肤组织再生的作用，使得洋甘菊精油越来越受到大家的重视。

下面我们来看看洋甘菊精油多种多样的使用方法。

（1）用作香炉和蒸发器。罗马甘菊精油在蒸汽治疗中使用，可以治疗神经系统疾病、头疼和偏头疼。

（2）做按摩油或浴盆的添加成分。罗马甘菊精油也可以在复方按摩油中使用，或者稀释在浴盆中，有助于敏感症、厌食症、上瘾、疝痛、背部疼痛、肌肉疼痛、关节炎、产后抑郁和肠胃失调症状的改善；而德国甘菊对哮喘、麻疹、腮腺炎、更年期症状和风湿病都有不错疗效。

（3）做洗液和面霜的成分。罗马甘菊做护肤面霜的成分时，可以治疗尿布湿疹、烧伤和太阳灼伤；而德国甘菊对于一般的皮肤护理有效，尤其是对过敏性皮肤。

（4）做漱口水成分。罗马甘菊精油能做漱口水成分，对于牙龈肿痛和扁桃腺炎有效。

需要注意的是，洋甘菊有通经的作用，当高浓度使用时，应避开怀孕期，以防流产。

3.功效多多的茶树精油

茶树原产于澳洲，当地的土著居民用它治病已有很长时间了，他们很早就用茶树叶治疗伤口，毒蛇咬伤也可用之作为解毒剂。茶树精油为茶树的提取物，具有杀菌消炎、收敛毛孔、治疗伤风感冒、咳嗽、鼻炎、哮喘、改善痛经、月经不调及生殖器感染等症的作用，适用于油性及粉刺皮肤，治疗化脓伤口及灼伤、晒伤、脚气及头屑，可使头脑清醒，恢复活力，并抗沮丧。

现在，茶树精油可以用作肥皂、面霜、润肤乳、除臭剂、消毒剂和空气清新剂等。下面就为大家介绍一下茶树精油的具体用途及方法：

（1）去除头皮屑。可使用含有茶树精油成分的洗发水，或在洗完后头发未吹干前，在头皮上滴10滴茶树精油，效果最佳，但涂抹时记住不要大力揉、按。

（2）治脂溢性皮肤炎（或腹股沟癣）。此症最常发生在头皮、脖子、背部和胯下，建议使用含有茶树精油的沐浴乳洗净，再于患部涂抹茶树精油，并稍加按摩。因为茶树精油的抗菌舒缓作用及天然渗透力，能让红、肿、痒症状有所缓解。由于一般药膏常添加类固醇，对身体不好，所以涂抹茶树精油较好。

（3）祛除青春痘。茶树精油的抗菌消炎作用，能快速渗透毛囊进行调理。可在青春痘部位，一次点1～2滴茶树精油，少量多次使用，有助于祛除青春痘。

（4）治脚气。在一盆热水中加1滴茶树精油，泡脚10分钟，脚擦干后再用茶树精油涂抹患部即可。

（5）治灰指甲。对于灰指甲，有些霉菌已长在指甲缝里，擦药膏无法痊愈，因为一般药膏渗透力实在不够。因此，用茶树精油的洗手乳把手洗净，再于患部滴1～2滴茶树精油，效果会好一点。

（6）治疗外伤。茶树精油有天然止血的功用，且渗透力佳，又可以消炎舒缓。在患部擦1～2滴茶树精油，伤口可以快速愈合，并预防细菌再次感染。

（7）治蚊虫咬伤。于患部擦1～2滴茶树精油即可，记得不要揉。

茶树精油色透明，黏度极低，若滴在物体表面可在24小时内挥发，且不留任何痕迹，所以对一般皮肤均无刺激，但如果皮肤上已有使用过药物，或是过度使用化妆品与清洁剂导致皮肤脆弱，这时若使用100%纯度的茶树精油可能会造成皮肤敏感，大家需要注意。

另外，茶树虽无毒，但绝对不建议将纯茶树精油内服，茶树精油属于外用，而非内用，内服并无好处。

4.精油之王：茉莉精油

茉莉花原产于伊朗和北印度，被称为"花中的国王"。通过脂吸法萃取的茉莉花精油则被称为"精油之王"，它香气深沉持久，并带有异国情调，神秘而又浪漫。

作为"精油之王"，茉莉精油的价格也是精油之最。其原因不仅在于它具有高雅的气味、神奇的功效，还在于它的产量很低，提取工艺比较复杂。茉莉必须在黄昏，花朵初绽时采摘，采摘时需穿黑衣（为了避免夕阳折射）。大约800万朵茉莉花才能萃取出1千克精油，一滴就是五百朵。而且萃取工艺也非常繁复，要先在橄榄油中浸泡数日后，再榨出橄榄油，留下的才是茉莉精油。

当然，价格不菲的茉莉精油也有着自己神奇的功效。很早以前，人们就对茉莉精油的功效有所认识，据李时珍记载：本品可蒸油取液作面脂、头油，以生发、润肤；古埃及也记载茉莉具有恢复皮肤弹性、抗干燥、淡化鱼尾纹的功效。现在则把茉莉精油的功效分为：催情，调理生殖系统，促进乳汁分泌；调理干燥及敏感肌肤，淡化妊娠纹与疤痕，增加皮肤弹性等。

下面就为大家详细介绍一下茉莉精油的作用及使用方法。

（1）改善皮肤。可用做身体按摩，是护肤良方，适合敏感、干燥、老化皮肤，具有消炎、镇定效果，在淡化疤痕与妊娠纹上，作用卓著。可以在50毫升乳液中加茉莉花精油3滴，加薰衣草精油4滴，加洋甘菊精油4滴，或者以茉莉花精油2滴，加香精油3滴，混合玫瑰果油5毫升来做面部按摩，可改善敏感肌肤和肌肤干燥现象，长期使用延缓衰老效果显著。皮肤高级保养法的方法是，沐浴后身体水分未擦干时，涂抹全身，可延缓皮肤老化，改善皮肤松弛。其配方为茉莉精油3滴，加乳香精油3滴，加薰衣草精油2滴，加荷荷巴油10毫升。

（2）助产黄金配方。用以产妇腹部按摩，可加快分娩过程，减轻分娩痛苦。配方为茉莉精油3滴，加薰衣草精油3滴，加杜松精油2滴，加小麦胚芽油10毫升，加甜杏仁油40毫升。

（3）减少妊娠纹。按摩腹部，每天一次。配方为茉莉精油3滴，加乳香精油2滴，加荷荷巴油5毫升。

（4）催乳。茉莉精油1滴，滴在一盆温水中，用毛巾热敷乳房，可促进乳汁分泌。

（5）舒缓经期不适。茉莉4滴注入温水中，用毛巾热敷腹部3~5次即可；或以茉莉3滴，加鼠尾草3滴，加天竺葵2滴，加丝柏2滴加基础油10毫升按摩腹部即可。

需要注意的是孕妇、月经期女性、皮肤过敏者禁止涂抹使用茉莉花精油，同时茉莉花精油也不宜大量使用。

本草药浴调补

1. 神奇的本草药浴

洗个澡就能治病健体，是不是感觉很神奇呢？这就是越来越受到大家喜爱的药浴。药浴是利用单味中药或复方中药煎液或浸液，滤渣取液后加入适当温度浴水中，直接用热水浸泡或使用中药蒸汽沐浴全身或熏洗患处的一种治疗和健身方法，在中国已有几千年的历史。据记载，自周朝开始，我国就流行香汤浴。所谓香汤，就是用中药佩兰煎的药水。其气味芬芳馥郁，有解暑祛湿、醒神爽脑的功效。在李时珍所著的《本草纲目》中具有养生祛病功效的中草药数不胜数，其中可作为药浴材料的也有很多，比如芳草类中的茉莉、牡丹、野菊等。

有人可能会问，药浴是通过怎样的医疗原理让药物材料发挥作用的？

药浴除本身的理化作用外，主要是使药物水溶液的有效成分经体表和呼吸道进入体内发挥作用。药浴借助水的特性，将相关的药物溶于水中，采用温热法（即选择一定的温度）使药物透过皮肤、穴位等直接进入经络、血脉，分布全身，通过物理效应与药理效应发挥治疗作用。一般可起到疏通经络、活血化瘀、祛风散寒、清热解毒、消肿止痛、调整阴阳、协调脏腑、通行气血、濡养全身等养生功效。现代药理也证明，药浴后能提高血液中某些免疫球蛋白的含量，增强肌肤的弹性和活力。加入中药的药浴，不光能解除疲惫，杀菌美肤，还可通过皮肤在水温作用下的强渗透作用，充分吸收中药成分，达到针对性的治疗作用。因此，药浴有发汗解表、活血通络、清热解毒、祛腐生肌、美容、祛病延年等功效。在轻松的泡澡中就可以达到祛病延年的功效。

药浴的形式多种多样，洗全身浴称"药水澡"；局部洗浴的有"烫洗""熏洗""坐浴""足浴"等，尤其烫洗最为常用。药浴用药与内服药一样，也需遵循处方原则，辨病辨证选药。根据各自的体质、时间、地点、病情等因素，选用不同的方药，各司其职。煎药和洗浴的详细方法也有讲究：将药物粉碎后用纱布包好（或直接把药物放在锅内加水煎取亦可）。制作时，加清水适量，浸泡20分钟，然后再煮30分钟，将药液倒进盆内，待温度适度时即可洗浴。在洗浴中，其方法有先熏后浴之熏洗法，也有边擦边浴之擦浴法。

药浴的中草药选择也是多种多样，各有千秋。除了用香草外，还可用鲜艾草、菖蒲、银花藤、野菊花、麻柳树叶、九节枫、荨麻、柳树枝、野薄荷、桑叶等煎水沐浴。我们分别来看看它们的功效：

香草：具有芳香开窍、温气血、散寒湿、消毒、防腐之功效。

艾叶：对毛囊炎、湿疹有一定疗效。

菖蒲叶及根：可治恶疮疥癣，水浸剂对皮肤真菌有抑制作用，外用能

艾叶

改善局部血液循环，对消除老年斑、汗斑有一定作用。

桑叶：具有疏风清热、清肝明目等功能，用它煮水洗澡，可使皮肤细嫩。

薄荷：其挥发油有发汗、解热及兴奋中枢的作用，对外感风热、咽喉肿痛的病人洗浴特别有用，还能麻痹神经末梢，可消炎、止痛、止痒，并有清凉之感。

野菊花：有散风、清热、解毒、明目、醒脑的作用。

黄菊花：有清热解暑、美容肌肤的作用，最适宜脑力劳动者洗浴。

银花藤：有清热解毒、通经络的作用，沐浴后，凉爽舒畅，可败毒除燥，治痱效果最理想。

除了这些草药以外，还有很多草药具有不错的药浴功效，大家可根据自己的需要和喜好进行选择。不过值得注意的是，饭前饭后不宜进行药浴，以防低血糖休克或影响消化功能；有高血压和心血管病的病人，药浴时间不宜过长，以防昏倒；有急性传染病、妊娠和妇女月经期不宜进行；年老体弱者应有医护人员或家属协助照料，以防不测。

2.本草药浴祛病方

前面已经提到，本草药浴一般以具体的病症为配药依据，下面就为大家具体介绍一些治疗各种疾病的本草药浴。

（1）葱姜浴

材料：浮萍、鲜生姜、葱白各15～30克，白酒少许。

用法：将这些药一同捣烂，加水煎取药液半盆，入白酒少许。待药温适宜，嘱患者洗浴，洗遍周身，尤其胸腹部要多洗几遍，每次洗5～10分钟，应避风。洗后立即用柔软毛巾将水擦干，盖被子安卧，待出微汗即可。每日洗1次。

功效：此浴辛温发汗，适用于伤风、风寒感冒，男女老幼皆宜。

（2）夏枯草大黄盆浴

材料：大黄、桃仁、黄连、夏枯草各30克，红花、芒硝各20克。

用法：先将前5味药放入药锅中，加水适量煎煮，过滤去渣后取药液，再加入芒硝拌匀，倒入盆内，先趁热熏肛门2～3分钟，待药温适度时，坐入盆内洗浴20～30分钟，每日1～2次。

功效：此浴可清热燥湿、活血消肿。

严格来说，这是一种熏洗方法，在使用此方时，应使患部与药液之间保持适当距离，太近容易烫伤皮肤，太远则达不到效果。同时可配合做深呼吸运动，使肛门括约肌放松。治疗期间应忌食辛辣、腥发之物，保持肛门清洁。

（3）风湿浴

材料：桑寄生、豨莶草、独活、牛膝、干杜仲、宽筋藤、当归、姜黄、续断、两面针、麻黄、鸡血藤等适量。

用法：将上述药材加水2500毫升，煮1小时，滤取药液置于盆内（留渣、备用复煮），趁热加入三花酒100毫升。洗躯干、四肢。每日1剂，日洗2次，第2次复渣。

功效：此浴具舒筋活络、祛风止痛等功效，适用于风湿周身骨痛、腰膝酸软。

（4）降压浴

材料：豨莶草、罗布麻叶、夜交藤（即首乌藤）、牡蛎（打碎）、吴茱萸适量。

用法：将上述材料加水2500毫升，煮沸40分钟，倒入盆内（滤留渣，备用复煎）。先洗躯干、四肢5～10分钟，然后浸泡两脚10分钟。1日2次（第2次复渣）。

功效：此浴具降压之功效，适用于高血压病。但应注意宜坐着淋浴，并注意室内通风，不要关紧门窗，以免因热气太重引起药晕。

（5）海带浴

材料：海带、龙骨适量。

用法：将海带切碎，准备适量龙骨（打碎），加水1500毫升，煮沸30分钟，去渣。倒入盆内，每晚睡前淋浴全身10分钟，拭干即睡，每日1次。

功效：此浴可安神镇静，适用于神经衰弱失眠。

需要注意的是，药浴时要注意保暖，避免受寒、吹风；浴液温度要适中，不能过热或过冷、高热、高血压患者以及有出血倾向者禁用；药浴并不能代替专业医师的治疗，因此只能将此视作一种养生方法或者辅助治疗，有了病症还是应该先去医院诊治。

本草足疗调补

1. 葛根扁豆足浴

足疗是一种传统的中医疗法，是通过对足部进行药浴加按摩从而达到治疗局部及全身疾病的一种治疗方法。材料多为天然中草药，无毒副作用。

足浴历来受到世人青睐，民间有谚语称："春天洗脚，升阳固脱；

夏天洗脚，暑湿可祛；秋天洗脚，肺润肠濡；冬天洗脚，丹田温灼。"在中国的历史长河中更是不乏名人靠足浴养生保健的故事：唐朝美女杨贵妃经常靠足浴来养颜美容；宋朝大文豪苏东坡每晚都运用足浴来强身健体；清代名臣曾国藩更是视"读书""早起"和"足浴保健"为其人生的三大得意之举；近代京城名医施今墨也是每晚比用花椒水来泡脚养生。可见，足浴在中华养生保健历史中占有举足轻重的地位。

足浴保健的原理在于通过水的温热作用、机械作用、化学作用及借助药物蒸汽和药液熏洗的治疗作用，起到疏通奉理、散风降温、透达筋骨、理气和血的作用，从而达到增强心脑血管机能、改善睡眠、消除疲劳、消除亚健康状态、增强人体抵抗力等一系列保健功效。

足浴保健疗法又分为普通热水足浴疗法和足药浴疗法。普通热水足浴疗法是指通过水的温热和机械作用，刺激足部各穴位，促进气血运行、畅通经络、改善新陈代谢，进而起到防病及自我保健的效果。足药浴疗法是指选择适当的药物、水煎后兑入温水，然后进行足药浴，让药液离子在水的温热作用和机械作用下通过黏膜吸收和皮肤渗透，进入人体血液循环进而输送到人体的全身脏腑，从而达到防病、治病的目的。我们在这里为大家介绍的是后者。

下面就为大家介绍一款葛根扁豆足浴。

材料：将葛根30克，白扁豆90克，车前草150克。

用法：将上述药共煎水30毫升，去渣取汁。倒入浴盆中，待冷却至35℃左右时，把脚泡在药水中，并不时地加入热药水，保持药液的温度，浸泡1小时左右。

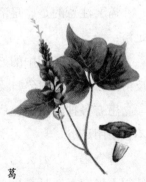

功效：此浴治疗湿热泄泻的效果显著。

葛

关于足部疗法，还有一个需要说明的问题：日常一般理解脚与足是一回事，双足就是双脚，但是足部疗法所说的"足部"，却不仅是双足，"足部"的范围要大一些，除包括双脚外，还应包括双腿膝以下的小腿部分，因此我们在洗足浴时应加以注意。

2.夏日里的茶树足浴

随着药物不良反应的增多和药源性疾病的不断涌现，人们越来越崇尚自然保健法。作为绿色疗法之一的足浴疗法，由于其操作简单，方便舒适，效果显著，近年来再次开始广泛流传，从省事、经济、卫生的角度考虑，购买专业家用足浴盆、足浴沙发、沐足药材的人越来越多，所以在家自行用足浴保健已逐步成为人们（尤其中老年人）家庭自我治疗和保健的主流。

夏天是个令人注意脚汗和脚臭的季节。当回到家，脱下鞋子的瞬间，辛苦一天的双脚一定会有一种从闷热中解脱的感觉。下面就再为大家介绍一款可以在家里自行调配的足浴方——茶树足浴。

材料：小苏打1/4杯，温水2升，茶树精油1滴。

用法：在小苏打中加入茶树精油，轻轻搅拌混合，再将温水加入其中，双脚泡入水中，10～15分钟，再以毛巾拭干水分。

功效：此浴可杀菌，祛湿，保持足部清洁，预防脚气。

需要注意的是，足浴并不适合每个人，以下四类人群就不宜进行足浴：

妊娠及月经期中的妇女，因为中药浴足可能会刺激到妇女的性腺反射区，从而影响孕妇及胎儿的健康，因此不宜用足浴。

患有各种严重出血病的人，如吐血、便血、脑出血、胃出血等也不宜使用足浴。

肾衰竭、心力衰竭、心肌梗死、肝坏死等各种危重病人，由于病情很不稳定，对足部反射区的刺激可能会引起强烈反应，使病情复杂化，亦不宜用。

足部疾病者，如足部有外伤、水疱、疥疮、发炎、化脓、溃疡、水肿及较重的静脉曲张患者等不宜使用足浴。

另外，还有一点需要提醒大家。中药泡脚最好用木盆或搪瓷盆。许多患有足跟痛、失眠、痛经、高血压病的患者，常用中药泡脚来辅助治疗，但不要用铜盆等金属盆，因为此类盆中的化学成分不稳定，容易与中药中的鞣酸发生反应，生成鞣酸铁等有害物质，使药物的疗效大打折扣。

本草脐疗调补

1.三香脐疗传统方

脐，中医穴位又称"神阙"。它与人体十二经脉相连、五脏六腑相通，中医认为，肚脐是心肾交通的"门户"，十分重要。所谓脐疗，就是把药物直接敷贴或用艾灸、热敷等方法施治于患者脐部，激发经络之气，疏通气血，调理脏腑，用以预防和治疗疾病的一种外治疗法。

脐疗的方法主要有药物敷脐、贴脐、填脐、熨脐、熏脐、灸脐等。相关的脐疗方历来有之，《本草纲目》中就用"五倍子研末，津调填脐中，缚定"治疗自汗、盗汗；《医宗必读》中也用独活、栀子、青盐捣末填脐并固封来治疗小便不通；《生生编》则用"芥菜子研末、水调贴脐上"来治疗阴证伤寒，腹痛厥逆。由此可见，脐疗法历来就受到各个医家的重视。

实践证明，肚脐是下元虚冷、中阳不振、寒从中生和六经所在处阴寒盛、寒凝血癖等病证的常用穴，常用于"温之不温，是无火也""益火之源，以消阴璐""阴难急复，阳当速固"等真阳欲绝，顾阳为急的病证。其具体功效如下：

健康方面：可快速改善内脏及组织的生理及病理活动，提高免疫力，强身健体，特别对体质较弱、失眠多梦、寒性胃痛、腹泻者有较好的改善作用。

养生方面：微热的气流从脐部扩散到整个腹部，可促进胃肠蠕动，加速体内毒素排出，改善睡眠，使人精神上和身体上都有轻松、舒适的感觉，精力充沛。

美容方面：促进面部血液循环，能改善面色苍白、黯哑的现象，预防和淡化因循环不畅引起的色斑、暗黄等皮肤问题。

治疗方面：特殊的给药方式，使患者气血充盈，颜容光彩，诸疾不生，体健身轻，延年益寿。

下面就为大家介绍一款传统的三香脐疗方。

准备木鳖仁五个，母丁香五个，麝香一分，共研细末，用米汤调成膏，敷于脐中。

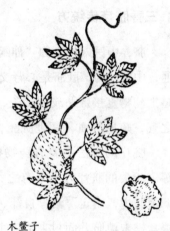

木鳖子

此方流传甚广，版本也略有不同，据清代邹存淦所著的《外治寿世方》记载：此方"主治久泄不止，痢疾用土鳖子半个，母丁香四粒，麝香一分，共研细末，用唾液调为丸如黄豆大，纳于脐中，用小膏药贴之。"可见，此方已经流传甚久，并得到多方验证。

需要注意的是，脐疗也有很多禁忌：

（1）有严重心血管疾病、体质特别虚弱者，处在怀孕期、哺乳期的女性，以及过敏性皮肤者，特别是腹部皮肤有炎症、破损、溃烂者均不适合进行脐疗。除此之外，还要注意有无药物过敏史，避免在用药时引起过敏。

（2）要特别注意保暖。治疗时不要在室外进行，或者让脐部对准风口。保持室内温暖，适当覆盖衣被。尤其是腹泻、感冒、体质虚弱的患者，以及老人和小儿更要注意保暖。

（3）如果在操作中遇到需要局部加热，比如艾灸，此时要特别留意皮肤的颜色改变和表面温度，避免温度过高造成烫伤。给小儿施灸时尤其要当心，小儿皮肤娇嫩，在治疗过程中也很难长时间保持一个姿势，所以更容易烫伤，需要倍加小心。

一旦有过敏现象，立刻停药。轻者可自行消退，如发生皮肤水疱者，用消毒针挑破，外搽紫药水即可。

2.脐疗方巧治男女疾病

脐疗方有很多，根据不同病症以及不同人群，脐疗方的配方也各不相同，下面就分别为大家介绍几款治疗男性疾病及妇科疾病的脐疗方。

（1）男性疾病

①准备小茴香、炮干姜各5克，共研细末，加食盐少许，用蜂蜜或蛋清或人乳调为稀糊状，外敷于肚脐孔处，敷料包扎，胶布固定，连续贴敷7天为1疗程，连续2～3个疗程。可温阳补肾，适用于阳痿。

②准备露蜂房、杭白芷各10克。将二药共研细末，用米醋适量调为稀糊状，填于肚脐孔处，外用伤湿止痛膏固定，隔日换药1次，连续3～5次。可收敛止泄，适用于早泄。

③准备五倍子、龙骨各等份，研为细末，装瓶备用。使用时每次取药末适量，以清水适量调为稀糊状外敷肚脐孔，外以肤疾宁贴膏外敷，2日换药1次，连续半月。可补肾固涩止遗，适用于遗精。

④准备麻黄适量，研为细末，米醋调为稀糊状外敷脐孔处，敷料包扎，胶布固定，每日1次，连续7～10天。可散寒通络，适用于不射精症。

⑤准备黄柏、知母、茯苓、枣仁各20克，五倍子30克，共研细末，装瓶备用。使用时每次取药末10克，加蜂蜜适量调为稀糊状外敷于肚脐孔处，敷料包扎，胶布固定，每日换药1次，10次为1疗程，连续2～4个疗程。可清热利湿，适用于前列腺炎。

⑥准备独头蒜1个，山栀子3个，食盐少许，共捣烂为泥糊状，

外敷于肚脐孔处，每日1换，连续5~7次。可活血通络，适用于前列腺肥大所致的尿潴留。

⑦准备母丁香40克，研为细末备用。每次取药末2克，置于肚脐中，外盖覆料，胶布固定，2日换药1次，20天为1疗程，间隔5~7天再进行下一疗程，连续2~3个疗程。可暖肝温肾，适用于睾丸鞘膜积液。

⑧准备甘遂、甘草各等份，共研细末，装瓶备用。使用时每次取药末1克，用米醋适量调为稀糊状，外敷于肚脐孔处，再用伤湿止痛膏固定，每晚贴敷，次晨取下，连续7~10次。可收敛固涩，适用于男子滑精。

（2）妇科疾病

①准备肉桂15克，炮姜15克，茴香15克，上药研末，用米醋或黄酒调成糊状。取适量敷于脐部，覆盖清洁消毒纱布1块，连用5~7天，痛经可愈。

②准备椿根皮20克，白果20克，黄柏20克。上药研末，用米醋或黄酒调成糊状。取适量敷于脐部，覆盖清洁消毒纱布1块，用胶布固定即可，每日换药1次，连用5~7天，白带可明显减少，适用带下。

③准备公丁香15克，陈皮10克，半夏20克，共研细末，取新鲜生姜30克煎浓汁调为糊状。取适量敷于脐部，覆盖纱布用胶布固定，每日换药1次，连敷2~3次，此药可治脾胃虚寒、胃失和降、早孕的反应呕吐。

④准备苎麻根20克，杜仲30克，补骨脂20克。上药共研细末，用水调敷脐部。每日换药1次，连用3天。此方能治肾亏气虚，冲任不固导致的先兆流产。

⑤准备当归30克，红花15克，月季花15克，上药研末，用茶叶水调敷脐部，再用纱布覆盖即可。每次在月经之前1天敷脐，连敷5~7天，至月经干净为止。此方对青年女子月经不调疗效最好。

⑥准备益母草30克，红花15克，桃仁20克。上药研末，用黄酒调敷于脐部，每日换药1次，连续用5~7天，恶露即可排出，适用于产后恶露不下。

需要提醒大家的是，以上方法仅供参考，如有不良症状，还请及时到正规医院就诊，以免造成不良后果。

3.月经先期脐疗方三方

脐疗对月经病的治疗有其独特的疗效，对月经先期同样有较好的疗效。以下三则处方可供辨证选用。

（1）脐疗方一

材料：当归30克，川芎15克，白芍、苁蓉、炒五灵脂、炒元胡、白芷、苍术、白术、台乌药、小茴香、陈皮各9克，柴胡、黄芩、丹皮、地骨皮各6克，炒黄连、炒吴茱萸各3克。

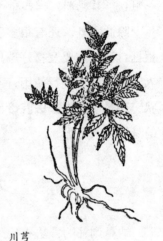

制法：各味混匀研为细末，用陈醋或米饭调和药末，放入锅中炒至极热，装入厚白布熨袋备用。患者仰卧床上暴露脐部，药熨袋趁热于患者脐上下熨之，熨后把药熨袋放于脐窝上，外用宽绷带布条固定，

川芎

待袋内药冷却后，再炒热敷熨。每天敷熨1次，直至月经正常为度。

功效：此方可清热凉血，主治月经不调及血热型月经先期、量多、色深红或紫、舌红、脉滑有力者。

（2）脐疗方二

材料：党参、黄芪、白术各12克，干姜、甘草各6克。

制法：各味和匀研为细末敷脐中，外用纱布覆盖，胶布固定。3天换药1次，直敷至月经正常为止。

功效：此方补气健脾，适用于气虚为主之月经先期、量多、色淡红、质稀薄、肢体倦怠、舌质淡、脉弱无力者。

（3）脐疗方三

材料：当归30克，川芎15克，白芍、五灵脂、元胡、肉苁蓉、苍术、白术、乌药、小茴香、陈皮、半夏、白芷各9克，柴胡、黄芩、地骨皮各6克，黄连同炒吴茱萸各3克。

制法：上述药烘干，研为细末，贮瓶备用。每于月经临行前一周开始用药。用时取药粉2克，以黄酒调或米醋调成稠膏，纱布包裹，敷脐部，每次30分钟，一日换2次。

功效：此方理气活血，适用于属气滞血瘀型月经先期，证见经行提前，经行腹痛，经色黯而有块者。

除此之外，还有很多脐疗方对相关病症也有不错的疗效，大家可根据自己的需要及喜好选用，但需要提醒大家的是，脐疗法需在专业人士的指导下进行使用，不可自己盲目尝试。另外，身体若有不适症状，还是应该先去医院诊治，再进行相关辅助治疗，这样才能让我们的身体健康无忧。

本草纳鼻调补

纳鼻调补的方法年代久远，自古就有。一般都在扁形鼻盒里面盛着些药散。用指甲挑了些嗅入鼻中，从而治疗、缓解鼻腔不适。而这种神奇的疗法也是中医外治法的一种，叫作纳鼻疗法。

它的治疗原理是通过鼻黏膜的吸收作用、药物的治疗作用和对全身经络穴位的刺激作用来预防和治疗疾病。由于鼻腔的血管丰富，所以药物经鼻黏膜可以吸收得更完全。因其使用方便，疗效确切，药物易得，不良反应少而颇受人们欢迎。

这里就为大家介绍一下针对不同病症，应选用哪种纳鼻法。

1.感冒头痛方

材料：葱白适量。

用法：葱白择洗净后捣烂如泥状，用时将少许葱白泥糊塞于鼻孔中，左侧头痛塞右侧鼻孔内，右侧头痛塞左侧鼻孔内，全头痛或太阳穴处疼痛时，除塞鼻外，尚可配合外敷太阳穴或百会穴，敷料覆盖，胶布固定。一般用药1～2小时头痛即可缓解。

功效：此方可疏风、解表、止痛，适用于外感风寒头痛。

2. 偏头痛方

材料：白芷、川芎、细辛、升麻、冰片、薄荷各等量。

用法：将上药择净后，共研细末，装瓶备用。使用时以消毒棉球蘸药末少许塞鼻孔。每次10～20分钟，每天1～2次，一般用药2～3天可愈。

功效：此方可祛风活血、通络止痛。

3. 牙痛方

材料：白芷60克，冰片1克。

用法：将上述药共研细末，装瓶备用，使用时每次取药末少许置于患者鼻前庭（鼻腔的前部称鼻前庭，有鼻毛，并富有汗腺和皮脂腺），用药后1～3分钟即可止痛。

功效：此方可祛风散寒、通络止痛。

4. 急性鼻炎方

材料：新鲜生葱适量。

用法：葱择净后，将葱白捣烂，放几小团药棉浸葱汁备用。治疗时先用棉签蘸淡盐水清洁鼻孔，然后将浸了葱汁的小棉花团塞入鼻孔内，保持数分钟。一开始可感到刺鼻，渐渐会失去刺激性，当效力消失后再换新药棉团。每天2～3次，每次30～40分钟。

功效：此方可通阳解表、宣肺通窍。

细辛

5.过敏性鼻炎方

材料：苍耳子40个，麻油200毫升。

用法：将苍耳子去刺、打碎，浸入麻油中，置10天后用棉棒蘸取药液涂于鼻腔内。每天3次，连续用药30天可愈。

功效：此方可宣肺、通窍。

6.鼻窦炎方

材料：炒山栀子30克，冰片10克。

用法：将上药择净，共研为细末，装瓶备用。使用时每次取药末少许，用纱布包裹，或将消毒棉球用冷开水浸湿后蘸药末塞入患侧鼻孔，并留一线头在外，以便取出。每天2次，每次20～30分钟，连续使用60天。

功效：此方亦可宣肺、通窍。

7.急性扁桃体炎方

材料：鲜威灵仙适量。

用法：将鲜威灵仙洗净，捣烂取汁，将消毒棉花捻成条状，一端浸药液后，塞入患侧鼻孔直达鼻道，保留1～2小时，每天1次，连续用药2～3天。

功效：此方可清热解毒、消肿止痛。

8.小儿发热

材料：鲜青蒿、金银花、黄芩、板蓝根、辛夷各30克。

用法：将上药择净后，共研细末，装瓶备用。使用时每次取药末50克，用沸开水浸泡20～30分钟后，去渣取汁滴鼻。每次2～3滴，双鼻交替使用，每天3～5次。

功效：此方可清热解毒、宣肺退热。

需要提醒大家的是，纳鼻法应根据自己的体质及病症进行选用，选用前应咨询专业医师，不可自己随意尝试。

本草针灸调补

针灸疗法包括针刺疗法和艾灸疗法，其原理是应用针刺和艾灸的方法，通过腧穴的作用，使经络通畅、气血调和，从而达到祛除疾病、恢复健康的目的。

针法，也称"刺法"。它与灸法是两种不同的治疗方法。针法是采用不同的针具，通过实施不同的手法，刺激人体的经络腧穴，以达到激发经气，调整人体机能的目的。其所用工具为针，使用方法为刺，以手法变化来达到不同的效果。

灸法则是采用艾绒将艾叶捣碎，点燃后在人体皮肤上进行烧灼或熏烤，借助于药物的温热刺激，以温通气血来达到调整机体的作用。二者虽然所用器材和操作方法不同，但机理作用与治疗作用有相近之处，同属于外治法，都是通过肺穴刺激经络、脏腑，以调整人体阴阳。二者有相辅相成的作用，故合称为"针灸"。

中国自古以来就有"灸治百病"的说法。经现代科学研究证实，灸法可以调整脏腑机能、促进新陈代谢、增强免疫功能。施灸用的材料是一种被叫作"艾"的植物，它看上去很不起眼，自然生长于山野之中，但是气味芳香，具有十分神奇的作用。艾叶中纤维质较多，水分较少，同时还有许多可燃的有机物。人们首先将艾叶晒干，筛去杂梗，然后捣碎，制成淡黄色洁净细软的艾绒，再将艾绒按加工程度不同，分成粗细等级。一般细艾绒用于直接灸，粗艾绒用于间接灸。

由于艾叶有通经活络、理气祛寒、回阳救逆等作用，制成艾绒后易于燃烧，气味芳香，火力温和，其温热能穿透皮肤，直达组织深部，而且取材方便，价格低廉，所以数千年来沿用至今。

李时珍在《本草纲目》中有三十五处提到艾和艾灸的用途及灸法，"艾灸用之则透诸经，而治百种病邪，其沉疴之人为康泰，其功大矣"。这种"艾灸"疗法很神奇，它不像吃药、打针那样，要将药物直接进入人体，而是用艾叶等材料在皮肤表面加热后，依靠产生的物理作用，燃烤、刺激人体穴位，调整身体各组织器官功能的内在调整，达到治病防病的目的。

由于针灸必须由专业人士运用才行，这里就不为大家赘述具体的针法及灸法，以免大家盲目尝试。大家若对针灸有兴趣，可去中医院找资深的中医师进行咨询。

本草热熨调补

热熨疗法是古人流传下来的一种物理疗法。其方法是将导热物质加热后，迅速用布包裹，然后在患者身上的特定部位来回移动或反复旋转按摩。其法操作简便，适应范围广，不良反应小，对某些病有独特疗效，因此在民间应用十分广泛。

热熨治病的原理何在呢？中医理论认为：人体若要健康无病，必须经络通畅、气血调和、阴阳平衡。热熨通过温热刺激和药物协同效应，能畅通经络、调和气血、平衡阴阳，改变机体的病理状态。现代医学研究也发现，热熨能使皮肤和皮下组织的细小血管扩张，从而改善局部的血液循环和全身的血液循环，并减轻内部脏器的充血。

下面我们就来看看它的具体使用。

首先，热熨疗法可分为砖熨、盐熨、壶熨、药熨等多种方法。

（1）砖熨。将大小适中的两块青砖放火上烧至烫手，用厚布包好。在治疗部位垫3～5层布，用砖块在上面熨烫。热力减退后换另一块砖。反复多次，共20～60分钟。

（2）盐熨。将500克左右的大青盐在铁锅内用大火爆炒至烫，立即装入布袋内，放在患部熨烫；热力下降后换另一袋盐，如此反复多次。

（3）壶熨。将根据病情选定的药物打碎炒热，装入布袋，置于治疗部位，然后用装满开水的茶壶放在药袋上进行热熨，温度以患者能够忍受而不烫伤皮肤为度。时间为30～60分钟。

（4）药熨。因用药不同，可有不同的称谓，如醋熨、葱熨、紫苏熨、晚蚕沙熨等。将药物打碎炒热，装入布袋，或打碎后装入布袋煎煮或蒸。趁热将药袋置于治疗部位。开始需时时提起，以免烫伤。待温度稍降后可置于治疗部位不动。温度降低后另换一袋，反复多次。也可用药袋在患部边熨边摩擦，以增加药效。此外，也可将内服药的残渣入袋热熨，内外合治，提高疗效。

其次，可根据不同的病情，选择适当的药物和适当的辅料，经过加热处理后敷于患部或腧穴。

1. 厥脱

温阳熨方：准备小茴香、川椒、葱、姜、盐，用小茴香、川椒以及葱姜捣合一处，加盐炒热，放脐部熨之；或于脐孔中放少许麝香。

功效：此方可回阳救逆，主治阳衰厥逆证。

2. 急性阑尾炎

盐熨方：准备粗盐500克，放铁锅内炒至频频发出爆裂声时，加入食醋少许，然后装入事先缝好的布袋内，趁热熨右下腹压痛明显处，每日1～2次，凉则更换，7天为1疗程。

功效：此方可温经通络，主治阑尾周围脓肿。

3. 胃脘痛

胃痛热熨方：准备连须葱头30克，生姜15克，将上二味共捣烂炒烫，装入布袋，热熨胃脘部，药袋冷则更换，每日2次，每次30分钟，或以疼痛缓解为度。

功效：此方可温胃散寒，主治寒性胃痛。

4.狐臭

蒸饼热熨方：准备蒸饼数块，密陀僧6克，将面粉做成蒸饼（约0.3厘米厚），趁热将饼劈开成2片，每片放入密陀僧6克，就热急夹于两腋下，略卧片刻，药饼冷了再弄热，再夹腋下，连续3~4次，弃去，隔日再用上法治疗1次，为1疗程。

功效：此方可燥湿辟秽，主治狐臭。

5.月经不调

调经热熨方：准备当归30克，川芎15克，白芍9克，五灵脂9克，元胡（醋浸）9克，肉苁蓉9克，苍术9克，白术9克，乌药9克，小茴香9克，陈皮9克，半夏9克，白芷9克，柴胡6克，黄连、吴茱萸（炒）各3克。月经先期加黄芩、丹参、地骨皮各6克；后期加肉桂、干姜、艾叶各6克；干血痨加桃仁、红花、大黄、生姜、大枣（血瘀再加马鞭草）各6克，上药烘干，研为细末，过筛，装瓶备用。临证取药粉适量，用醋或酒调成膏，纱布包裹，敷于神阙、丹田穴，外敷塑料薄膜，纱布，胶布固定，再加热熨，1次30分钟，每日2~3次。

功效：此方可活血调经，主治各型月经不调。

6.痛经

痛经热熨方：准备食盐、葱白各250克，生姜125克，上药共炒热，装布袋熨下腹部，药凉后可再炒热再熨，1日数次，每次30分钟。

功效：此方可温经止痛，主治虚寒型痛经。

需要注意的是，热熨法主要用于治疗各种寒证，故各种原因所致的高热、急性炎症等实热证均属禁忌。寒冷季节作热熨治疗时，应注意室内温度，预防受冷感冒。

此外，要根据病情需要，选取舒适治疗体位。治疗头面、颈、肩部，可取端坐位；治疗胸腹部位，可取仰卧位；治疗颈、背、腰、臀部位可取俯卧位。操作过程中，医生要经常检查熨物的温度是否适宜，熨包是否破漏，病人的皮肤有否烫伤、擦伤等，并询问病人是否有头痛、头晕、恶心、心悸、心慌等感觉，如有不良反应，应立即停止治疗。熨包温度当以病人有温热舒适感而不烫伤皮肤为度。热熨后当避风保暖，静卧休息。

中药口服液

1.藿香正气口服液

中药口服液是指中药材经过适当方法提取、纯化，加入适宜的添加剂制成的一种口服液体制剂。中药口服液是在中药汤剂、合剂的基础上，在保证原方药效的基础上发展起来的一种新型液体制剂，单剂量灌装的合剂称为"口服液"。

目前市售口服液的装量一般为每支10毫升，每支含生药量多为几克至十几克，服法一般每天2次，每次1支或2支。然而，成年人每次服用10毫升往往达不到较好的临床效果，特别是重症者常常需加大剂量。但目前来说，口服液的生产成本较高，如果每次服用多支，会给患者增加经济负担，但如果加大每支口服液的含生药量，药液的稠度和澄清度都会受到影响，给药液灌装及成品质量带来弊端。所以，人们可根据健康状况的实际需要，采用20毫升或30毫升的口服液，以适合不同年龄、不同人群的使用。

下面就为大家介绍一款常见的藿香正气口服液。《本草纲目》中对藿香有着这样的记载：藿香又名兜娄婆香，气味辛，微温、无毒。

在炎热夏季，大家都会有出汗、头晕、乏力等症状，旁人就会告诉你：你中暑了，赶紧喝一瓶藿香正气水。没错，藿香正气水是治疗中暑的佳剂，但一想到那又苦又辣的口感，好多人就会对它避之不及。所幸在工艺技术的提升下，不含酒精、不苦不辣的藿香口服液诞生了，为一些老人及小孩子在炎炎夏日提供了祛暑良药。

藿香正气口服液的处方为：苍术160克、陈皮160克、厚朴（姜制）160克、白芷240克、茯苓240克、大腹皮240克、生半夏160克、甘草浸膏20克、广藿香油1.6毫升、紫苏叶油0.8毫升。

其中紫苏、藿香等都是发散风寒、解表的药物，又能和胃治呕吐泄泻，再加上苍术、厚朴、陈皮、半夏等燥湿和胃的药物，它的作用更加明显。

现代药理学认为，其有解痉、镇痛、镇吐、增强细胞免疫功能和抑菌等作用，可用于春夏一般感冒、流行性感冒的预防及治疗和乙型脑炎初起等。若是发热重、心烦口渴、汗多、热不退是主症的患者，可首选此药。

除此之外，藿香正气口服液还能清暑去湿、芳香化浊，适用于秋冬外感风寒引起的感冒、胸闷呕吐、腹泻便溏、发热不畅等症，有消食化浊、健胃等功效，可谓"四季药"，应为家庭常备药之一。其用法与用量为：口服一次5～10毫升，一日2次，用时需摇匀。

不过在服用期间应注意：饮食宜清淡；不宜在服药期间同时服用滋补性中成药；有高血压、心脏病、肝病、糖尿病、肾病等慢性病严重者、孕妇或正在接受其他治疗的患者，均应在医师指导下服用。

2. 四磨汤口服液

中药口服液的发展始于20世纪60年代初期，当时将竹沥水等罐装于瓶中制成口服液，以后将一些滋补强壮剂如"人参蜂王浆"等制成口服安瓿投放市场，大受欢迎。因为口服液的用量小、吸收快、质量稳定，携带、贮存、服用方便安全，又适合于大规模生产，所以对大众的日常保健来说，是很好的选择。

除了前面的藿香正气口服液，还有许多中药口服液的保健养生效果都不错，下面就再为大家介绍一款四磨汤口服液。

四磨汤口服液为棕黄色至棕色的澄清液体，气芳香，味甜、微苦。我们先来看看它的处方：沉香37.5克、人参37.5克、槟榔37.5克、乌药37.5克、果糖浆240克、山梨酸钾1.5克，制成1000毫升。

其中槟榔能下气、消食、祛痰；沉香可降气温中，暖肾纳气；乌药可行气止痛，温肾散寒；人参有补气之功。方中槟榔以开之，乌药以异之，沉香以降之纳之。又用人参之大有力者，主持其间。则可顺气降逆，消积止痛，用于婴幼儿乳食内滞证，症见腹胀、腹痛、啼哭不安、厌食纳差、腹泻或便秘；中老年气滞、食积证，症见脘腹胀满、腹痛、便秘；以及腹部手术后促进肠胃功能的恢复。

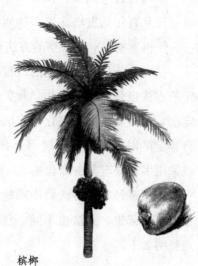

槟榔

其用法用量为：口服，成人一次20毫升，一日3次，疗程一周；新生儿一次3～5毫升，一日3次，疗程2天；幼儿一次10毫升，一日3次，疗程3～5天。

需要注意的是：孕妇、大便溏者不宜服用此品；肠梗阻、肠道肿瘤、消化道术后禁用此品；同时此品还忌食生冷、辛辣、油腻不消化之物；一般手术病人在手术后12小时第一次服药，再隔6小时第二次服药，以后常法服用或遵医嘱；冬天服用时，可将药瓶放置温水中加温5～8分钟后服用；药液如见有微量沉淀，属正常情况，可摇匀后服用，以保证疗效。

附录 如何鉴别真假中药材

中药材种类繁多，仅《本草纲目》中收录的药材就有近2000种，且经过几百年的发展，更多物质的药性被发现。这些药材药用部分不一，使得鉴别时对其观察的方法和重点也不完全相同。

在对中药材进行鉴别的过程中，因其鉴别对象的复杂性，使得鉴定的方法也是趋向多样化。常见的鉴定方法包括性状鉴定法、来源鉴定法、显微鉴定法及理化鉴定法等方法，在对中药材运用科学方法进行鉴定的时候，如果有疑问，必须将鉴定对象与正品标本核对比较，或采用多种鉴定方法综合鉴定，确保鉴定结果准确。

运用多种鉴定方法对中药材进行鉴定时，因鉴定对象的不同，鉴定的重点部位、方法也不同。现将中药材各部位鉴别时需要注意的要点释明如下。

1. 全草类药材鉴定

这类药材是将草本植物的全株或地上部分作为药材使用，对全草类药进行鉴别主要观察它的根、茎、叶、花、果、种子等部分。

2. 皮类（包括干皮和根皮）药材鉴定

对这类药材进行鉴别的时候首先应观察它的形状，像黄柏呈板状、厚朴卷筒形；其次要观察它的外表面，像地骨皮的外表面是鳞片状的，而丹皮的外表面则呈平滑状；再者是观察皮类药材的内表皮，一般来说，这类药材的内表皮都是比较平滑且颜色较深的；最后观察它的断面，每种药材其断面也是不同的，像川槿皮的断面是纤维状，而杜仲的断面既有丝状的，也有的呈平坦状；一些好药非常注意它的气味，像杠柳皮气香味苦等。

3.茎木类药材鉴定

在鉴定这一类药材时，首先注意的地方就是它的形状，通常来说呈圆柱形状或者方柱形状的较多；其次是气味，像桂枝气味为香辣等；还有观察其表面，有的膨大，有的皱缩，还有一些平滑，视药材不同而定；此外，还要观察此类药材的皮孔，断面，例如草质茎类药材多数是纤维性的，中空，易折断，典型像麻黄；而木质茎类的药材则相比之下多为坚硬的，其断面呈放射状射线或年轮。

4.根（根茎）类药材的鉴定

此类药材先要从整体察看其形状、大小，如半夏呈球形，而萝卜是柱状的，大黄则呈块状；然后是闻其味，像当归的气味芳香，味道味苦，而黄连味道极苦，党参微甜；再者是观察其表面特征，像表面质地是平滑还是粗糙、颜色、有无裂纹、皱纹等；此外还要注意它的质地，像黄芪的质地是纤维性的，附子质地坚硬，而党参质地柔韧，贝母则为粉性；最后还可以观察其断面，断面的鉴别也是非常重要的。

现在药材市场上良莠不齐，甚至很多急功近利的不法分子还利用某些色、香、味、形相似的动植物冒充名贵的中药销售，使得不少难以鉴别药材真假的顾客上当受骗，为了提高大家的鉴别能力，在上文介绍完鉴别的方法与注意事项后，再为大家介绍几种名贵药材的鉴别方法。

1.阿胶

阿胶形状一般为长方形块状，色泽均匀，在强光照射下可呈半透明状，而且阿胶质地坚硬，夏日也不容易湿软。对其鉴定可采用拍打鉴别法，持一块阿胶用力拍打于桌面，打断成碎块后，观察断后的碎块，如果是棕色，且半透明，色泽均匀无异物者就是正品，反之，则可能是假药。

2.三七

观察三七表面。可发现其颜色为灰褐色或灰黄色，而且像打过蜡一样有光泽。并且三七下部有支根断痕，周围有瘤状突起，顶端有根茎痕，质地坚实。而其断面颜色多为黄绿、灰绿或灰白色。对三七的鉴定比较好的方法是化血鉴别法，即将待鉴定的三七粉倒入少量猪血内，如果发现猪血化为水状，那么就是正品三七，这一鉴别法的根据是三七含有具有溶血功能的成分。

3.冬虫夏草

近年，冬虫夏草正逐渐成为中老年人补身的心头爱。但是，对于外行人来说，鉴别真假还是存在一定困难的。其实，选择正品的冬虫夏草首先要看"草形"，二看"草色"，三闻"草味"，冬虫夏草体形如蚕，长3~5厘米，"虫体"有足8对（中部4对比较明显）。正品的冬虫夏草表面比较粗糙，环纹明显20~30个。品质以虫长草短、断面黄白、气香味鲜为佳。主要从形、色、味三个方面来鉴别。

冬虫夏草伪品有两种：一种是使用淀粉添加色素及黏合剂后压模制成，子实体有用泥巴伪造，也有用黄花菜染色伪造的；另一种则将幼蚕人工染成黄色做虫体。鉴定冬虫夏草可将其用水浸泡，发现子实体与虫体分离，或者用手轻捻子实体会有泥浆产生的则是假药。